Dirección editorial: Xavier Gassió

Córcega, 273-279, 08008 Barcelona (España)
Depósito Legal: B. 1.398-98
ISBN 84-08-36111-2

Impreso en España por: Novoprint, S. A.

Remedios de la abuela
para la niñez y la adolescencia

Dra. Àngels Camps
Ilustración: Núria Armengol

PLANETA

Introducción

Aromas perfumados y frescos, luz tenue en una habitación tranquila, preparados a base de hierbas que se extendían por las partes doloridas dejando un rastro fresco y mentolado, consomés y tisanas de sabores vivificantes, palabras explicativas pronunciadas con voz cadenciosa y cordial.
La abuela curaba con la sonrisa, con sus palabras amables, con su presencia constante junto al lecho, pero también, con un sinfín de remedios caseros que apuntaba metódicamente en su cuaderno.
Son remedios sencillos, fáciles de preparar, y que acompañan cualquier tipo de cura.
Su aplicación en la vida cotidiana en algunos casos no nos salva de la visita al médico, pero evita el excesivo consumo de fármacos que abarrotan los botiquines caseros.
Espero que, como a mí, el buen uso de estas fórmulas caseras mejore la vida de los lectores.

Dra. Àngels Camps

Prólogo

Cada infancia es un mundo, cada adolescencia un universo particular. La abuela trataba a cada una de las personas de la casa como un caso especial, sabiendo que una personalidad que se está formando responde de forma bien diferente ante las distintas situaciones. La abuela escuchaba siempre, aunque en ocasiones pareciera que no hacía mucho caso. Sabía que muchas veces la enfermedad es una forma de llamar la atención, de significarse, y que la mejor curación era atender a otros problemas que no planteaba el niño o el adolescente en ese momento. Una preocupación excesiva provoca la necesidad de manifestar enfermedades imaginarias o de competir con los afortunados hermanos que se encuentran enfermos y bien atendidos en ese momento. Cuando hay un enfermo no debemos descuidar tampoco a los sanos. La abuela nunca lo hacía.

Sin embargo, en el momento de la enfermedad ella se quedaba al lado del lecho, porque sabía que las medicinas ayudan a la curación, pero que es el espíritu, las ganas de curarse y el optimismo positivo quienes realmente conducirán al paciente hasta el alivio total del mal.

La convalecencia, esa etapa tan olvidada hoy día que cierra la puerta a recaídas y otras enfermedades si se pasa adecuadamente, era fundamental. La persona enferma se siente mejor en lo físico, pero también es más sensible a la soledad y exige más cuidados.

Una solución para prevenir la enuresis (incontinencia nocturna)

La mejor época para que el niño o la niña abandone los pañales es la primavera o el verano, por la comodidad que representa para los padres. A veces es inevitable hacerlo en otra estación. Cada caso es diferente y son frecuentes las recaídas, siendo muy habituales ante el nacimiento de un nuevo hermanito.

Se necesita: ***un hule de plástico, raíz de zumaque, cola de caballo, hierba de san Juan.***

1. ***Ante todo hay que armarse de paciencia. Es un problema más general de lo que se piensa, aunque se oculta muchas veces por una falsa vergüenza. El cambio y lavado de sábanas debe ser rápido. El niño no debe vivir este momento como un trauma vergonzoso al despertarse mojado.***

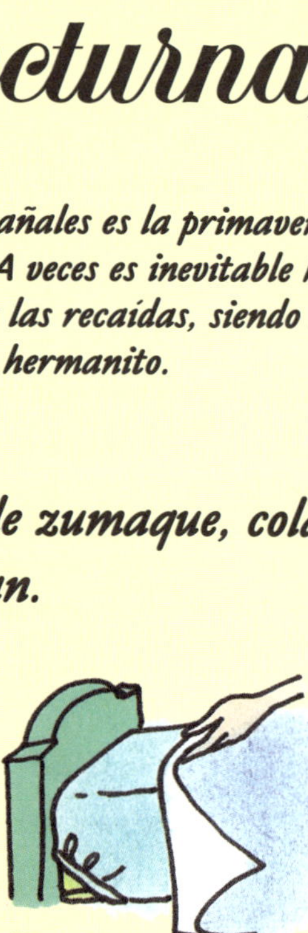

2. ***En casa, una cubierta inferior de plástico es el remedio más práctico para proteger el colchón y poder cambiar rápidamente la cama.***

3. ***En viajes y visitas, llevar una cubierta de plástico o dársela al niño en la mochila. No deben evitarse salidas por este problema significando al niño delante de sus compañeros. Al hablar con otros padres y profesores se comprobará lo extendido de este comportamiento.***

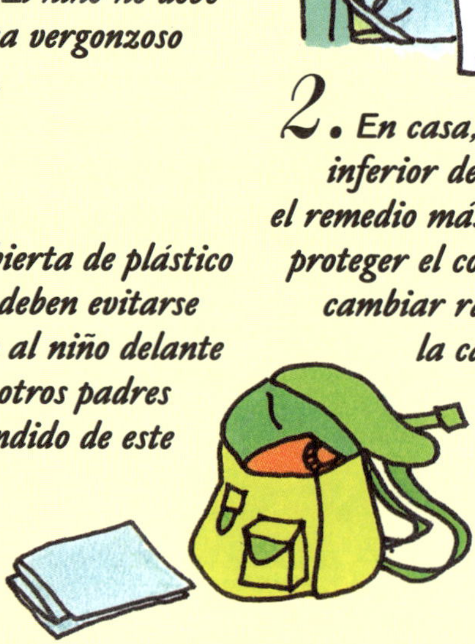

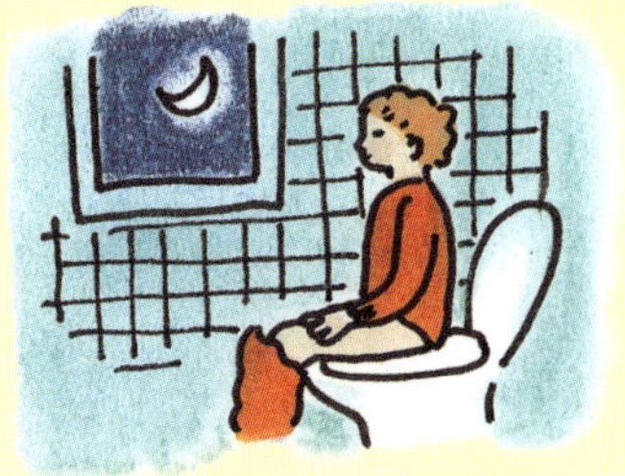

4. ***Disciplina nocturna.*** *Antes de ir a la cama o antes de dormirse, si es que juega en el lecho, es necesario sentarle un rato en el cuarto de baño hasta comprobar que ha realizado una micción.*

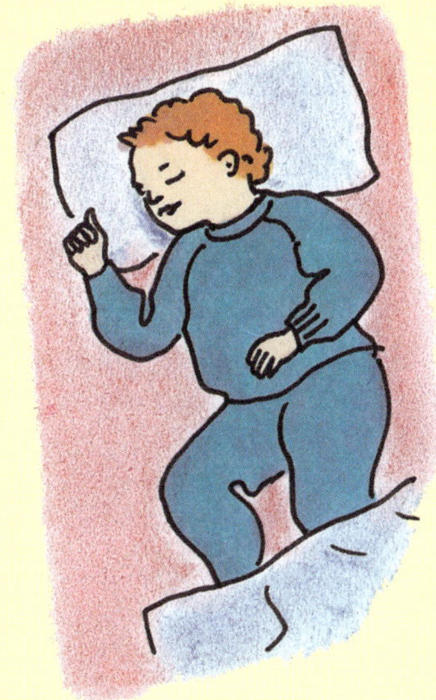

5. Levantarlo a medianoche es una de las soluciones más adoptadas por las familias –incluso ponen el despertador a una hora concreta para realizarlo–, pero tiene un problema: el niño o la niña puede confundir este acto con un sueño y llegar a acostumbrarse, aumentando así el problema.

6. Muchas veces la eneuresis es una protección instintiva contra el frío. Al haberse destapado al comienzo de la noche, se tiene tendencia a realizar una micción al amanecer. Si tiende a destaparse pueden adoptarse dos soluciones: o colocarle un pijama que abrigue y sólo cubrir la cama con sábanas y mantas ligeras, o, al revés.

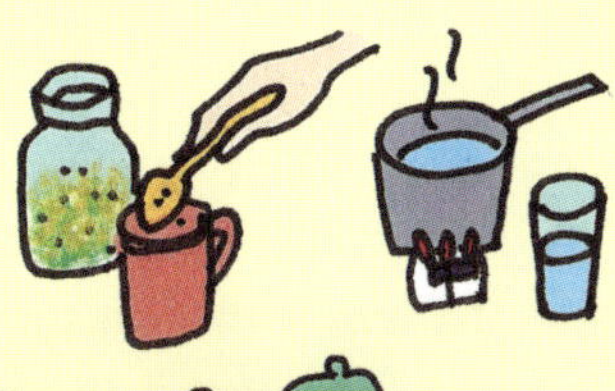

7. En la cena darle una infusión hecha con poca agua de un compuesto realizado previamente mezclando en un bote de cristal una cucharada de raíz de zumaque, cola de caballo y hierba de san Juan. Se pueden alternar dos gotas de tintura de raíz de zumaque o una cucharada del compuesto.

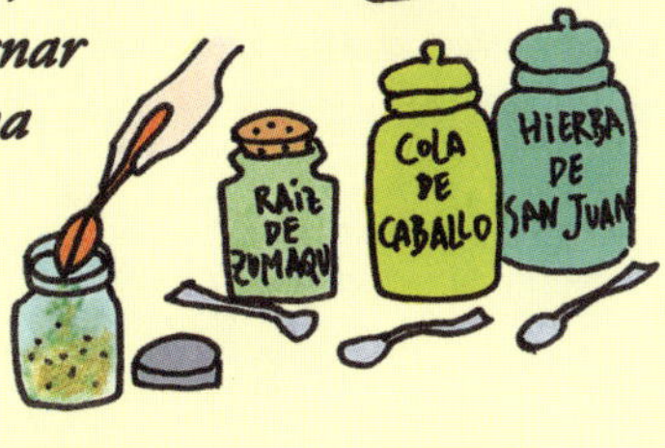

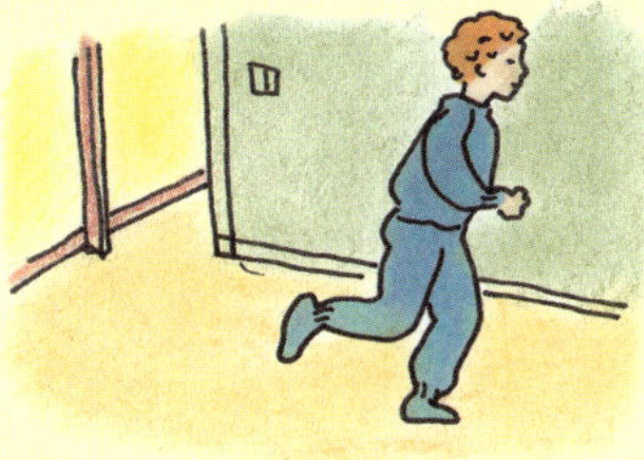

8. Poner una cucharadita del compuesto en medio vaso de agua. Intentar no azucarar. Hemos de procurar que juegue un rato antes de ir a la cama, que corra un poco por la casa y que luego orine antes de ir a dormir.

Manzanilla y melisa para conseguir un sueño tranquilo y relajante en la infancia

El problema más general y dramático para los padres durante la infancia de sus hijos es la falta de sueño o la alteración de éste por las pesadillas y terrores nocturnos. Los miedos que el niño manifiesta son una parte normal del crecimiento y la formación de la personalidad.

Se necesita: *manzanilla, melisa.*

1. No levantarse al menor movimiento del bebé o del niño. Esperar entre tres y cinco minutos. Charlar desde la cama. No ceder a sus peticiones reclamando el típico vaso de agua o el vaso de leche.

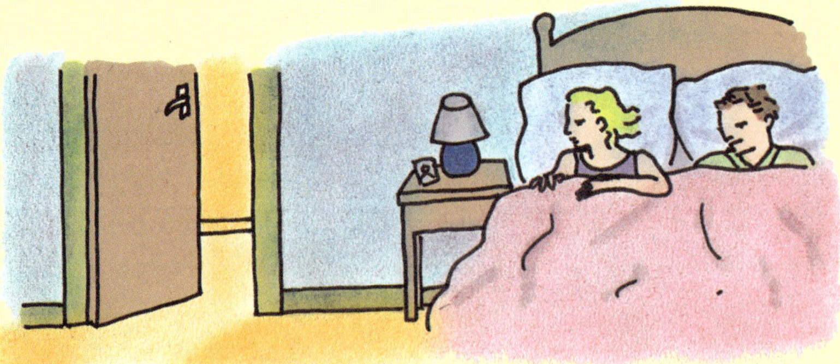

2. **Contarles un cuento antes de dormir es la mejor solución para relajarles. Memorizar un relato y luego adaptarlo a las circunstancias personales con gran amplitud de detalles. El cuento debe ser intrigante en el comienzo y repetitivo hacia el final, de tal manera que la relajación se produzca paulatinamente.**

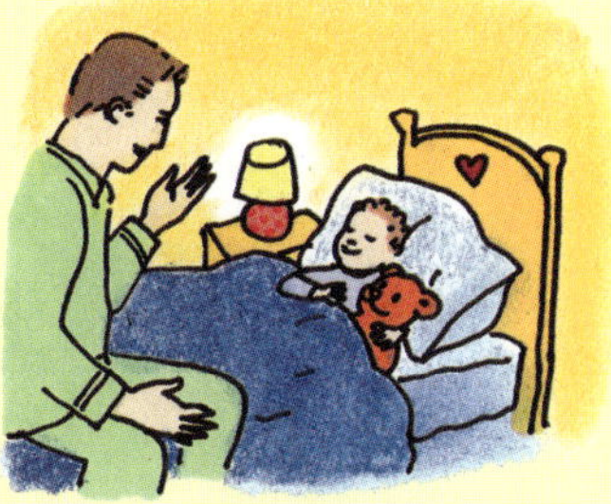

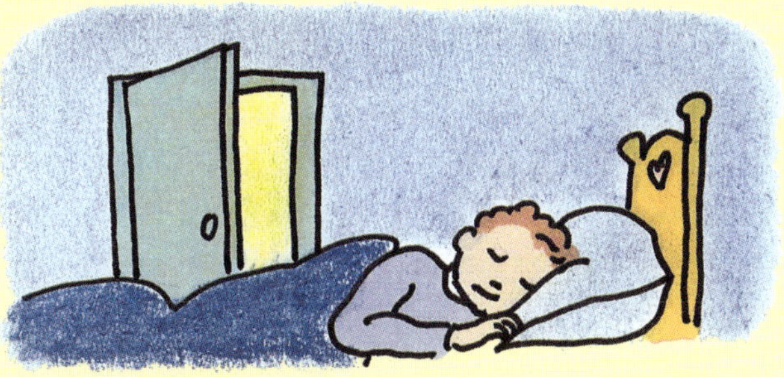

3. **Contar cuentos de niños que superan el miedo puede ayudar a los que tienen pánico a la oscuridad. Debe intentar no dejar luces encendidas en la habitación, y, en cambio, pactar que sean las del pasillo.**

4. **En el baño, antes de que se vaya a dormir, añadir una infusión fuerte de manzanilla.**

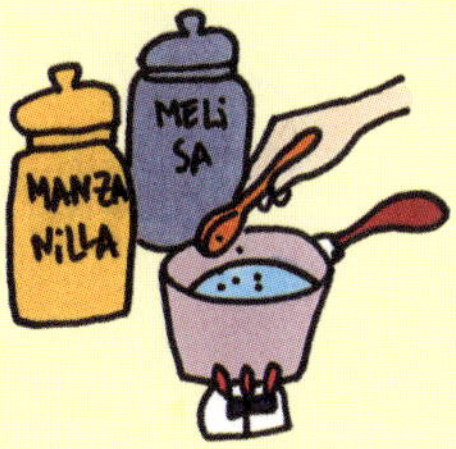

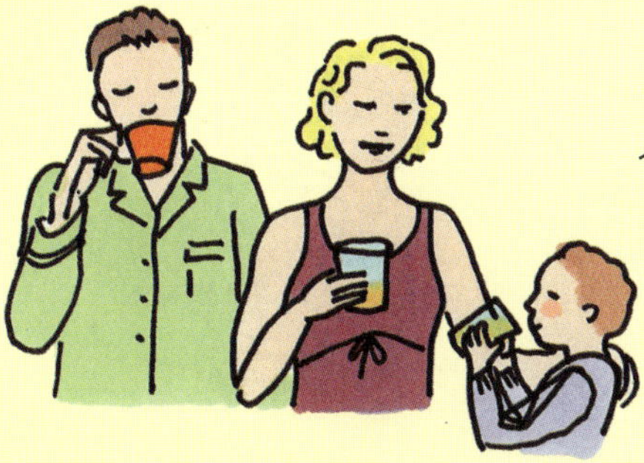

5. **Después de la cena preparar una infusión de manzanilla y melisa. Darle una pequeña taza muy rebajada, mientras los padres toman el resto. La relajación debe ser conjunta.**

6. **No ceder a las peticiones del niño de dormir con los padres. Es preferible estar un buen rato en su habitación hasta que se duerma. En todo caso, limitar esta acción a los fines de semana y ofrecerla como premio con la promesa de que el resto de la semana duerma en su cama.**

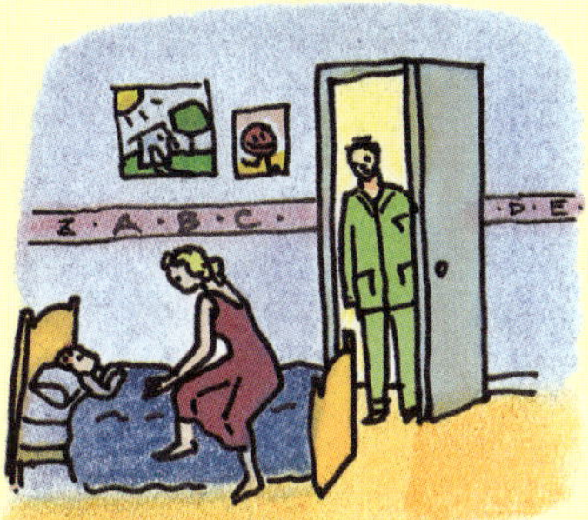

Prevención y cuidado ante la posibilidad de aparición de liendres

Terror de las escuelas, pánico de los padres en cuanto ven a sus hijos rascarse la cabeza, el piojo se ha convertido en un mal endémico de la época escolar. El pequeño piojo rojo, más resistente, ha sustituido al tradicional que era eliminado mediante la aplicación de elementales normas de higiene. Cuando aparece, toda la familia debe seguir el tratamiento.

Se necesita: *dos cucharadas de manzanilla, el jugo de un limón, vinagre, aceite de cayeput.*

1. Lo fundamental es una prevención escolar que, afortunadamente, está muy extendida. Las asociaciones de padres, a través de sus delegados, controlan las clases y se escriben cartas a todos los padres de los niños de la clase donde ha aparecido un caso.

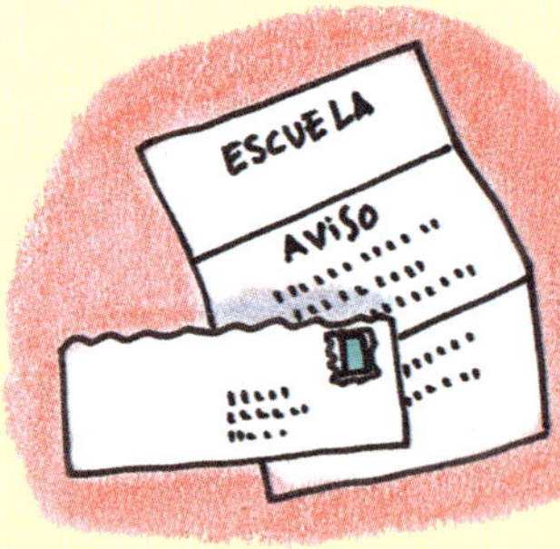

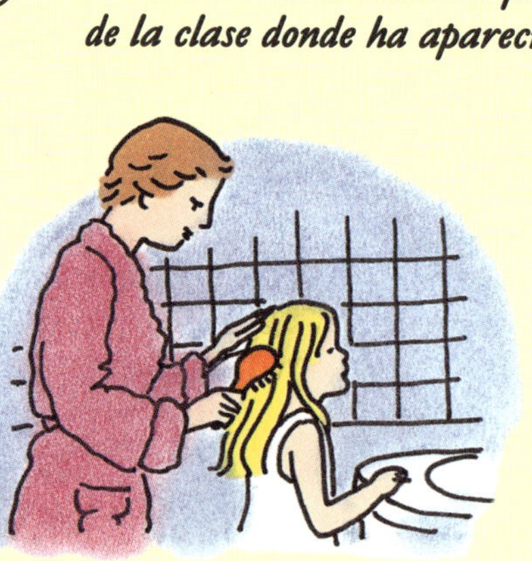

2. En casa, la prevención comienza con una revisión continua pero no obsesiva. En el momento de cepillar el cabello largo, sobre todo el de las niñas, observar el peine.

3. *Es evidente que el frecuente lavado del cabello, su cepillado y la costumbre de tenerlo corto facilita la protección, pero, incluso así, los piojos aparecen. No es recomendable utilizar continuamente champús de protección sin necesidad y sin haber recibido comunicación de la escuela.*

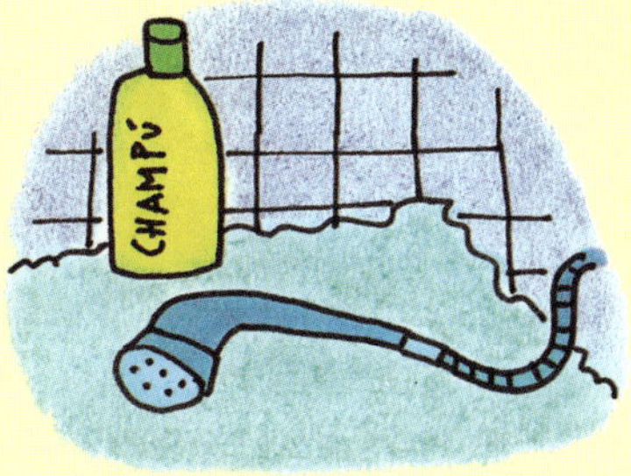

4. *Una forma preventiva de lavado de cabello es aplicar una infusión de manzanilla y limón. Hervir agua, apagar después y reposar añadiéndole dos cucharadas de manzanilla y el jugo de un limón.*

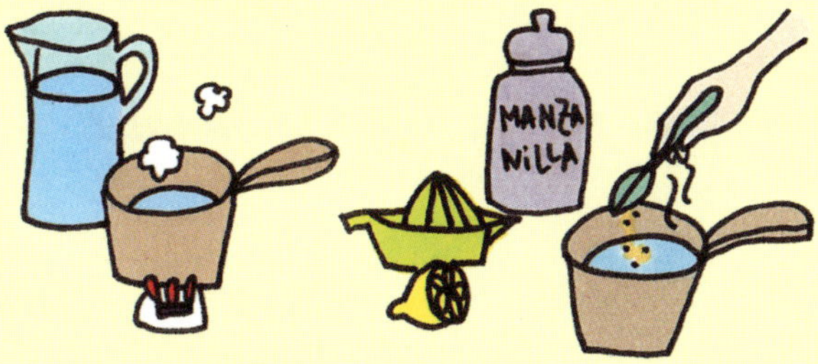

5. *Cuando esté tibia humedecer el cabello del niño o la niña con esta solución y cepillar para que empape perfectamente. Dejar dos minutos y después lavar.*

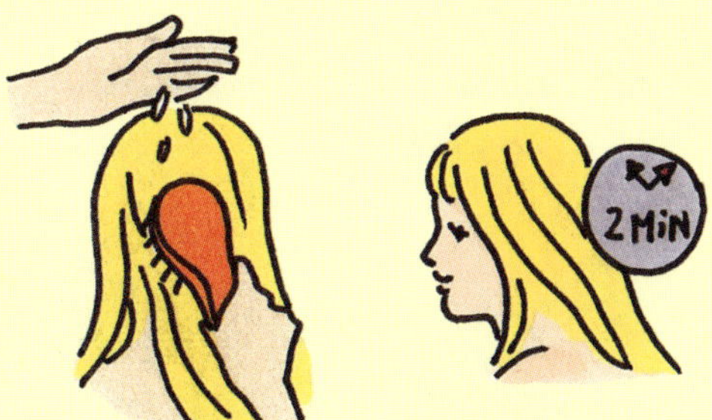

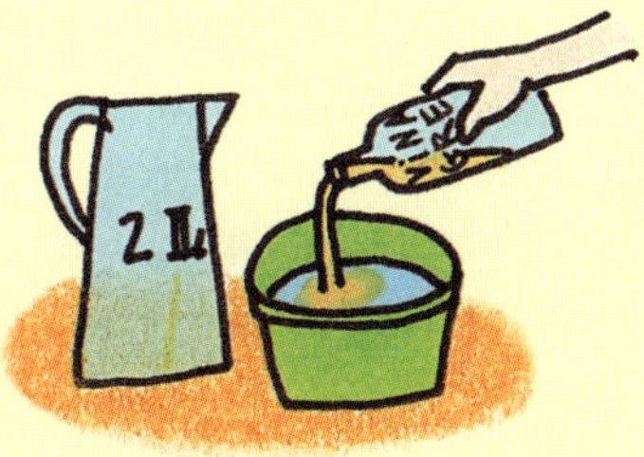

6. *Se puede alternar este lavado una vez a la semana con un enjuague en vinagre diluido en dos litros de agua. Esto fortalece el cabello, además de ser un factor de protección.*

7. *Cuando las liendres han aparecido, después del lavado con el producto que ha señalado el especialista se pueden añadir unas gotas de aceite de cayeput al peine (un peine de dientes muy finos y estrechos) que se irá pasando suavemente por el cabello para extraer los huevos del piojo.*

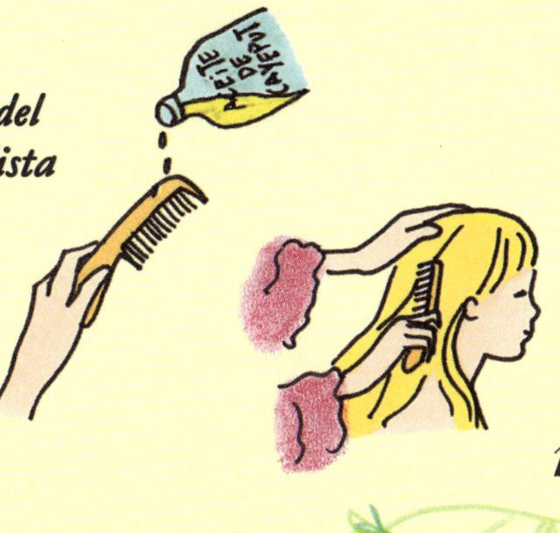

Refuerzo dental

Las inspecciones y ayudas de protección dental, fluorización y limpieza, abarcan todas las escuelas y representan uno de los avances más significativos de las campañas de higiene. La labor debe continuar en casa con consultas anuales al especialista.

Se necesita: *extracto de menta, anís, albahaca.*

1. Evitar malas posturas. *El dedo en la boca es la causa más corriente de deformación de los dientes.*

2. La prevención es la mejor arma para evitar la aparición de la caries. *Se concentra en dos aspectos: una dieta adecuada que evite azúcares y chocolate en exceso, y una limpieza diaria que debe convertirse en disciplina.*

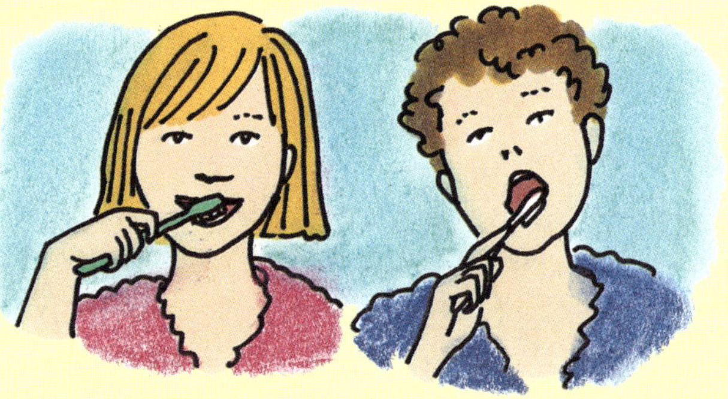

3. Evitar agua con gas -generalmente muy fluorada- durante el período de crecimiento de los dientes. *Deben leerse atentamente las instrucciones de los envases que ya avisan en estos casos.*

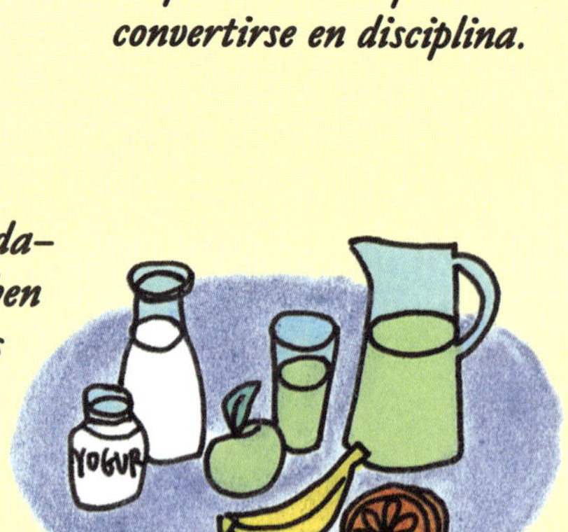

4. *La fluorización debe ser dirigida por especialistas, pero lo mejor es atenerse a las campañas de higiene que se realizan en la escuela.*

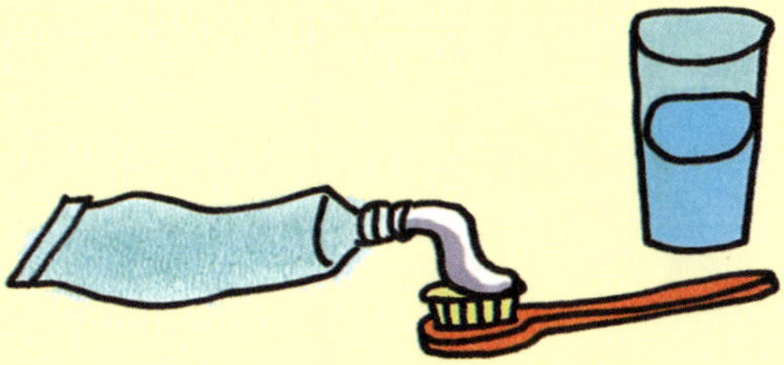

5. *Mantener buena posición de los dientes. Los gestos y muecas forzados hacen que éstos encajen mal entre sí llegando a deformarse con el tiempo.*

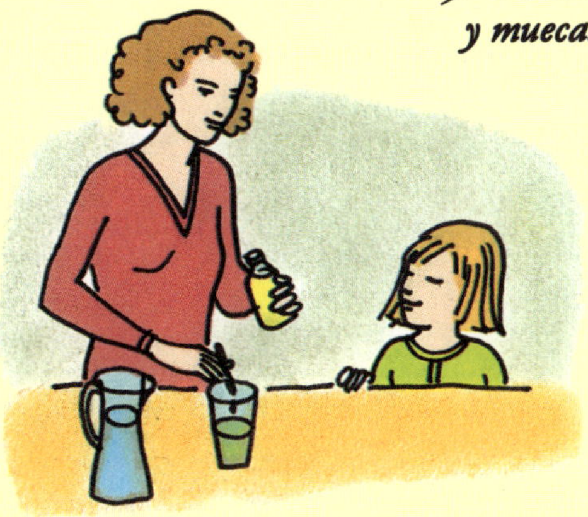

6. *Es habitual que los niños terminen comiéndose los ricos dentífricos de sabores acaramelados después de cepillarse la dentadura. No tiene mucha importancia, pero hay que procurar que adopten la costumbre de enjuagarse adecuadamente la boca como parte de la disciplina dental.*

7. *Una ayuda después del lavado diario de dientes es realizar enjuagues o gárgaras con una mezcla de extracto de menta, anís y albahaca. Se diluyen unas gotas de este compuesto de esencias en un vaso de agua dosificando la mezcla al gusto del niño. Conforme crezca se puede pasar del simple enjuague a la gárgara, lo que requiere una educación para que no trague el líquido.*

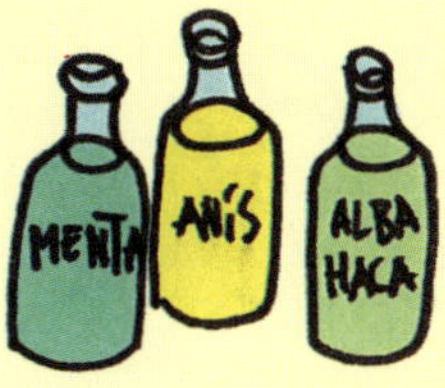

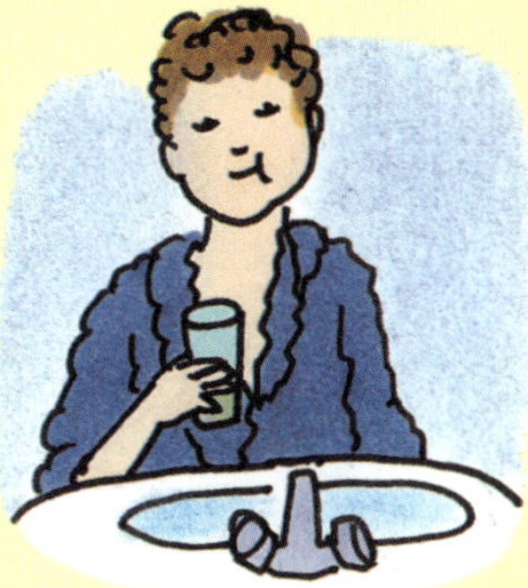

Una salsa especial y un zumo contra la inapetencia en la niñez

Cada infancia es un caso particular, pero en casi todos los casos se pasan períodos de inapetencia que coinciden peligrosamente con momentos de crecimiento. La solución no estriba en permitir una mala alimentación basada en los caprichos, pues de esta forma alteramos una parte fundamental de su formación, que es la educación del gusto. Ceder a los caprichos puede originar problemas dietéticos importantes.

Se necesita: *anchoas, alcaparras, zanahoria rallada, mostaza, jengibre, orégano, aceite, vinagre, puerro, cebolla, centaurea mayor. Para el zumo: dos tomates, rábano, hinojo, limón, pimienta.*

1. *Controlar el consumo de chocolates, derivados lácteos y productos con grasas animales. Es mejor alternar los zumos con la leche fresca o, en todo caso, semidesnatada.*

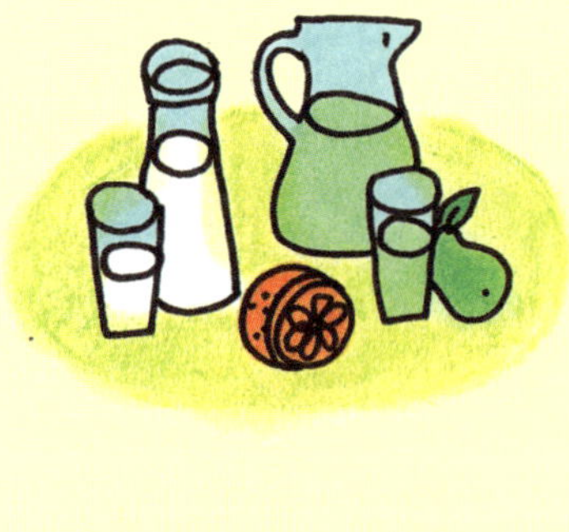

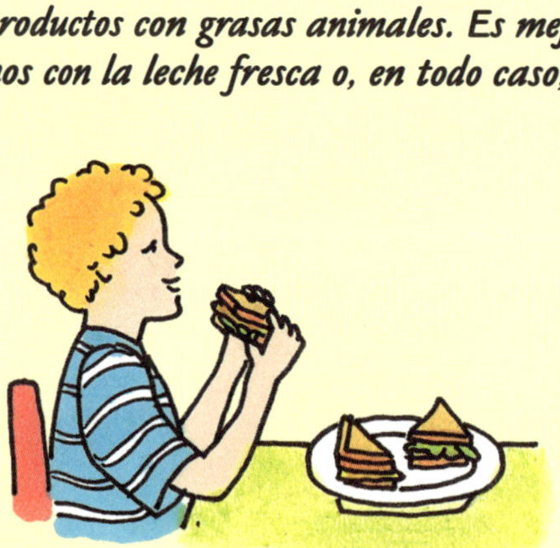

2. *Intentar introducir los bocadillos salados y eliminar en lo posible el azúcar en la merienda.*

3. Procurar que no beba antes de las comidas ni acompañar la comida con leche o zumo, si es posible.

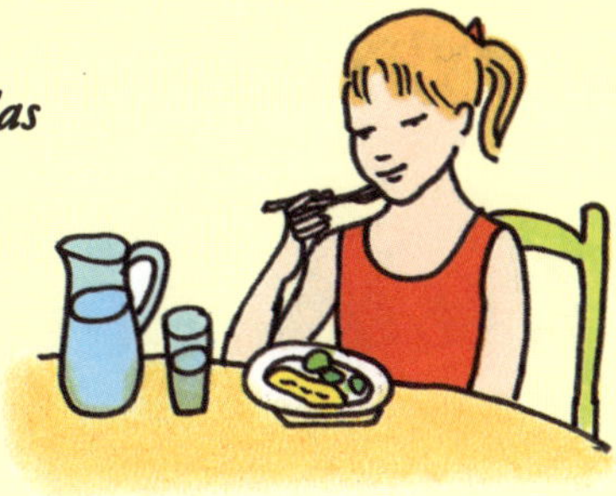

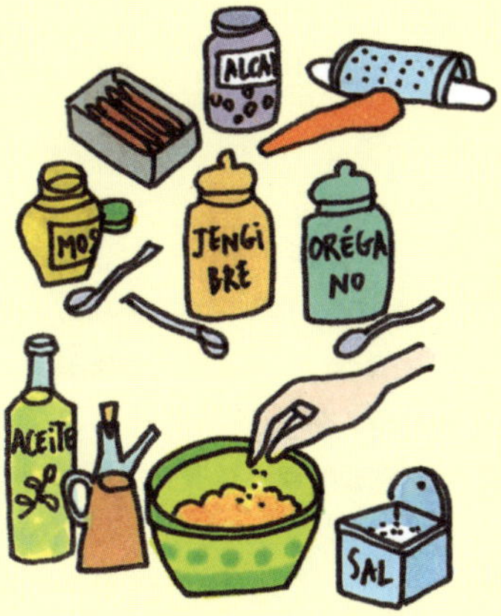

4. Realizar una salsa donde se encuentren anchoas, alcaparras, zanahoria rallada, una cucharadita de mostaza, una cucharada de jengibre y otra de orégano. Mezclar en un pote o recipiente hasta obtener una masa compacta, salar suavemente y rebajar con aceite y un poco de vinagre. Se puede añadir a la ensalada normal adecuándola a su gusto.

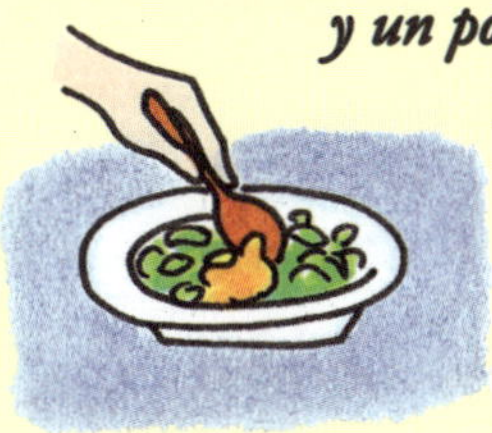

5. Preparar una ensalada variada que contenga puerro, cebolla tierna, zanahoria rallada o col lombarda. Descubrir cuál de estos componentes es de su agrado.

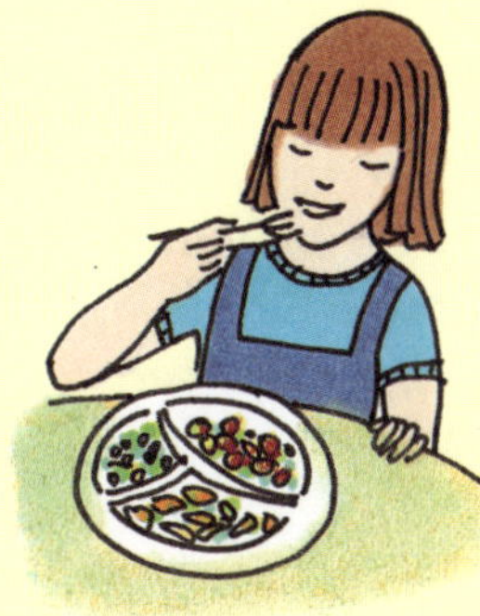

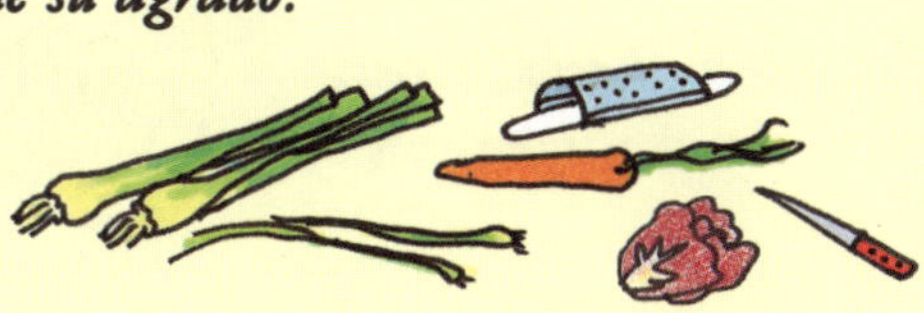

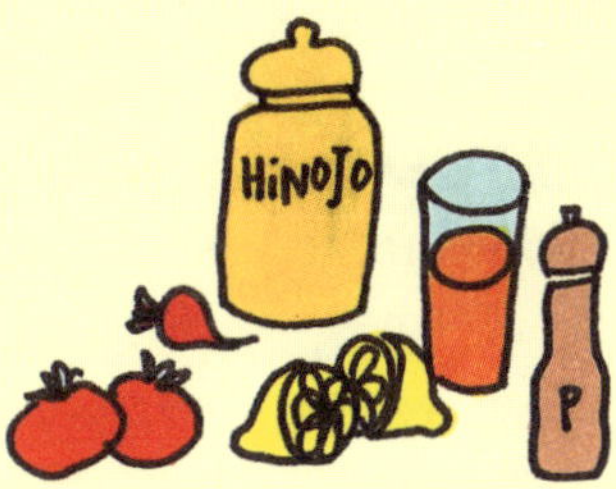

6. Preparar un zumo con dos tomates, un rábano pequeño, un poco de hinojo (una cucharada), un limón y un poco de pimienta (un pellizco o nada si no le gusta el picante). Se puede tomar de aperitivo antes de la comida principal.

Un remedio para evitar el mareo en los viajes

La sensación de angustia en un vehículo –sea éste un coche, un tren, un barco o el avión– viene producida por la alteración de la endolinfa en los oídos y la desconexión mental que supone permanecer pasivo y encerrado en un espacio que se mueve. Por ello, generalmente, los conductores no suelen marearse.

Se necesita: caramelos de menta, barritas de pan integral, galletas saladas, jengibre.

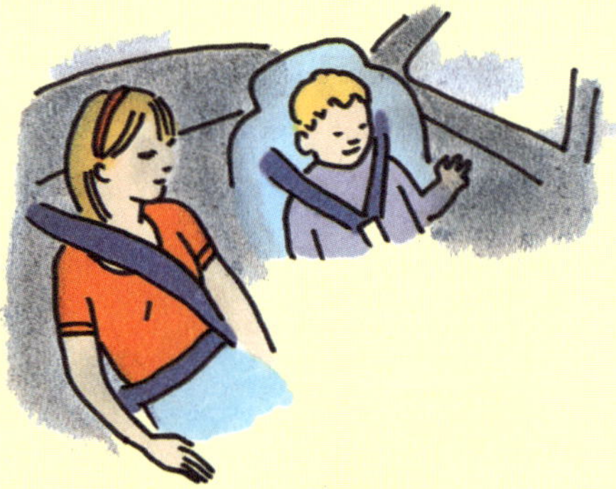

1. En el vehículo debe estar cómodo y hay que acostumbrarle a que se siente con el cinturón de seguridad puesto, aunque viaje en el asiento trasero, y procurar que no mire hacia atrás. La calefacción no debe ser excesivamente fuerte.

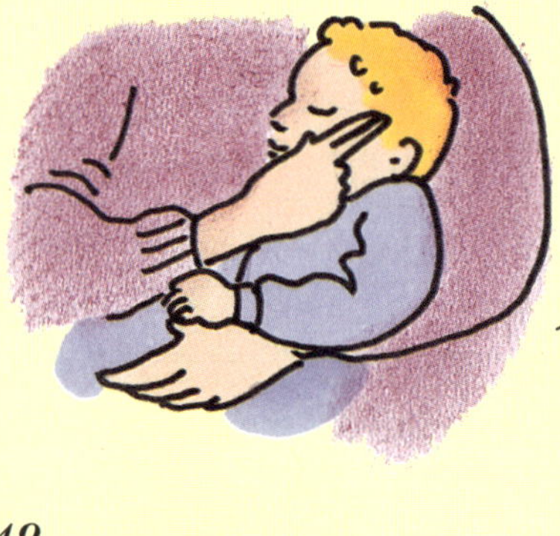

2. Intentar evitar las pastillas antimareo; muchas son sustancias adormilantes.

3. En caso de que sea propenso a marearse, procurar que el niño se encuentre cómodo o duerma durante el viaje. Se puede acomodar en el regazo de una persona mayor, dándole un suave masaje en las sienes.

4. En caso de que no se duerma hay que facilitar su entretenimiento. Organizar dos tipos de juegos, uno puede ser educativo y otro de carácter perceptivo centrado en las cosas que se ven en la carretera para acostumbrarlo a fijarse y sentirse en movimiento.

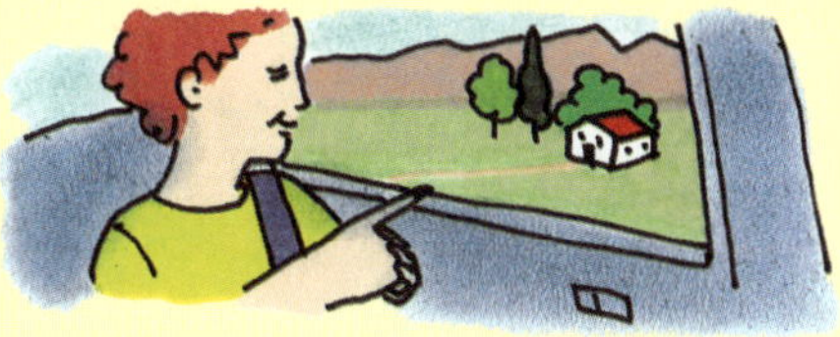

5. Evitar en lo posible, si tienen tendencia al mareo, los aparatos individuales de música que los aíslan del sonido ambiente.

6. Para evitar la sensación de tener problemas en los oídos es bueno que la mandíbula esté trabajando. Evitar los chicles y preferir, entre una variedad de caramelos, los de sabor a menta o a hierbas, que evitan las náuseas. Cuidar que no se atragante vigilándole durante su consumo.

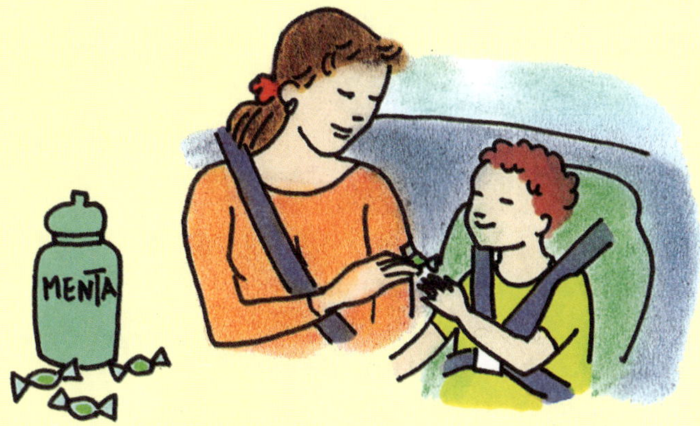

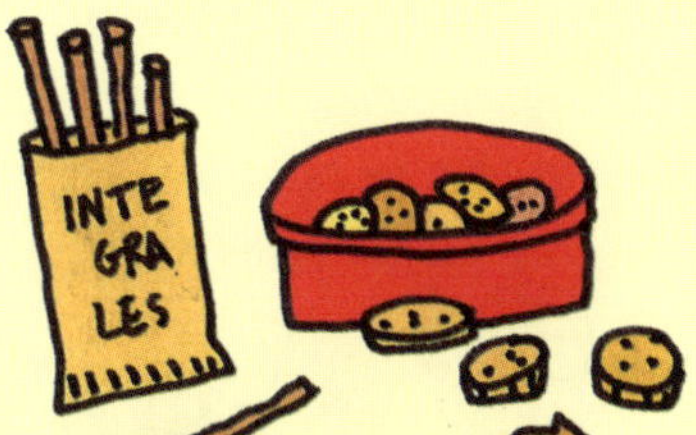

7. Comer moderadamente es una solución para evitar el mareo. Las barritas de pan integral o las galletas saladas son eficaces, pero deben evitarse los dulces muy azucarados.

8. El jengibre en pastillas, dulces o galletas es ideal para evitar el mareo si el niño se ha acostumbrado a este sabor tan particular desde pequeño.

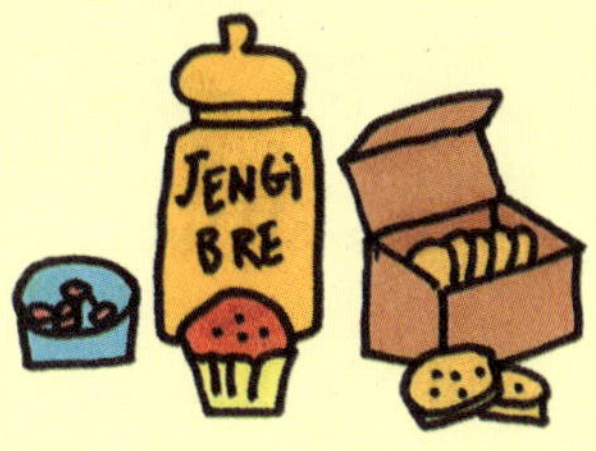

Crecimiento de los huesos

Dolores, malestar general, deformaciones por malas posturas, los problemas del crecimiento son múltiples. Una dieta inadecuada o la falta de deporte puede ser causa de problemas posteriores difíciles de solucionar.

Se necesita: ***infusión de menta, zumo de pera o manzana, leche, trozo de queso, yogur, hortalizas.***

1. *Ejercicios moderados pero continuos de gimnasia constituyen el remedio más eficaz para acompañar el crecimiento.*

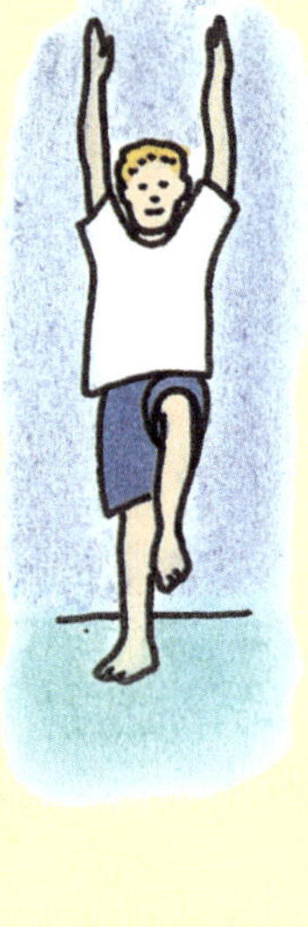

2. *Aumentar el consumo de productos lácteos en esta etapa. La leche en el desayuno, queso fresco en la comida o la cena y el yogur como postre.*

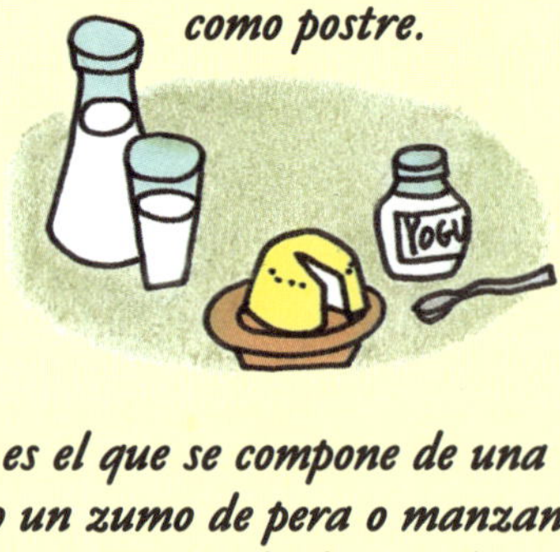

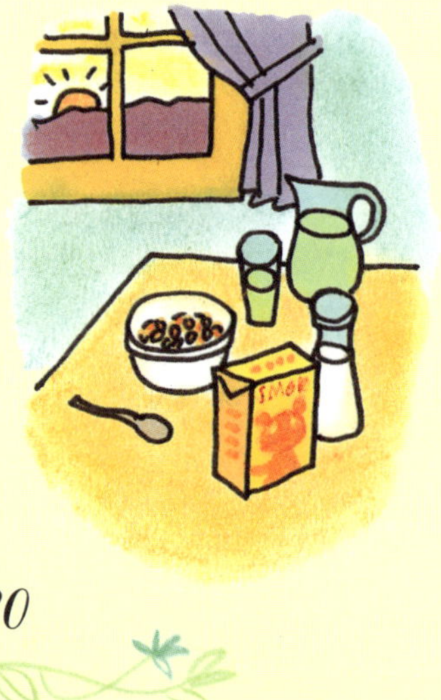

3. *Un buen desayuno es el que se compone de una infusión inicial de menta o un zumo de pera o manzana, un gran tazón de leche acompañado de cereales integrales –que también son ricos en calcio– y un té final o algún tipo de infusión.*

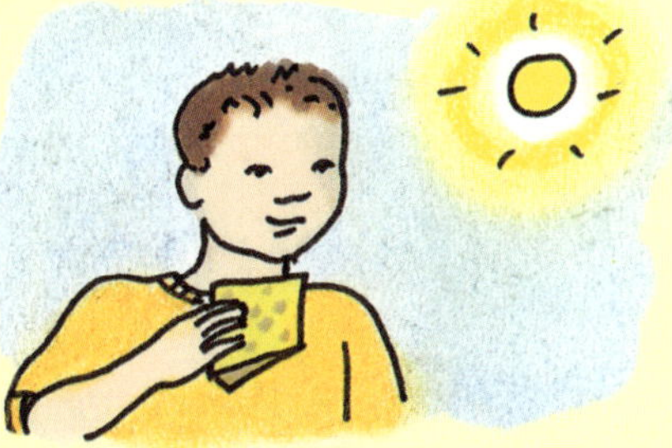

4. *A media mañana, un trozo de queso puede ser un buen almuerzo o, en su caso, un yogur.*

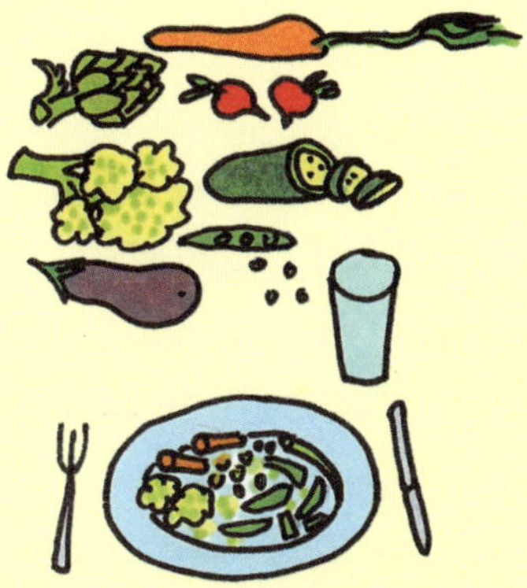

5. *Una buena comida siempre tendrá un buen plato de hortalizas verdes o amarillas con un segundo energético pero sin excesivas grasas. Se consideran hortalizas a las raíces (rábanos, zanahorias o calabaza), a los bulbos (cebolla, ajo), a las inflorescencias (coliflor, alcachofas), legumbres (judías, guisantes), frutos y semillas (pepino, melón, calabaza, berenjena).*

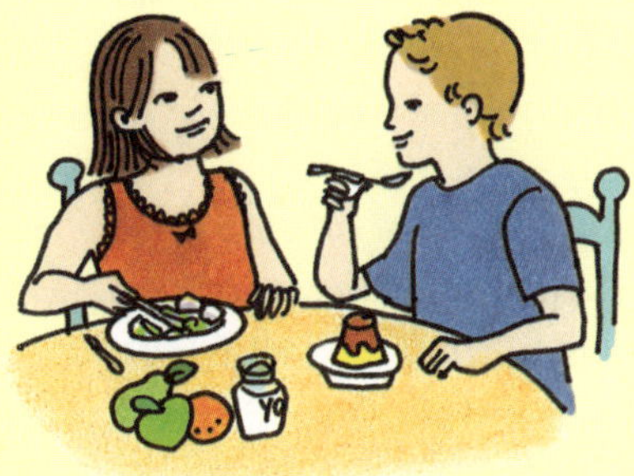

6. *Evitar las hortalizas en conserva o congeladas. Finalizar la comida con una fruta y un yogur, o un flan de huevo.*

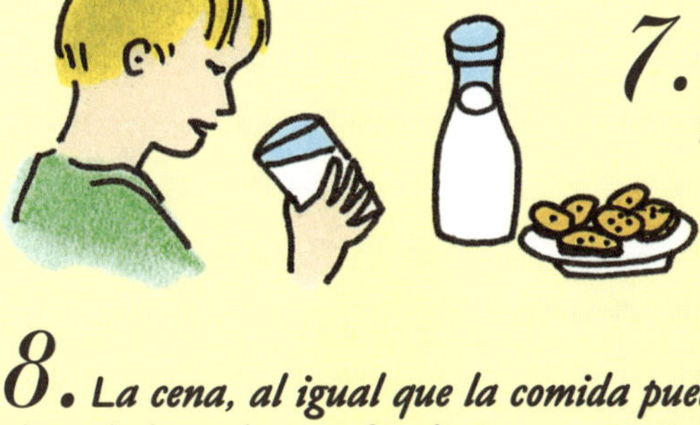

7. *Por la tarde se puede realizar una pequeña merienda en la que la bebida sea un vaso de leche.*

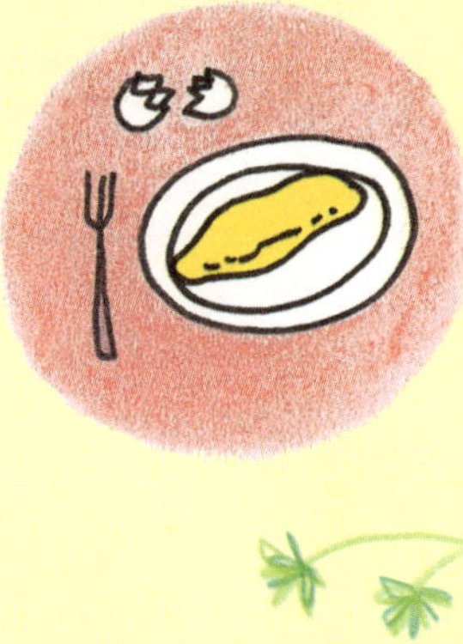

8. *La cena, al igual que la comida puede tener un plato de hortalizas y finalizar con una pequeña tabla de quesos. Hay que advertir que el huevo crudo no permite asimilar el calcio. Es bueno tomarlo frito o en tortilla, pero moderadamente.*

Zumo de zanahoria y col para evitar las lombrices

Los parásitos internos del hombre son cada vez más habituales y su expansión no se ha detenido. La prevención y el control durante la infancia deben ser permanentes.

Se necesita: ***ajo, zanahoria.***

1. *El ajo siempre ha sido considerado una de las protecciones tradicionales contra todo tipo de parásitos.*

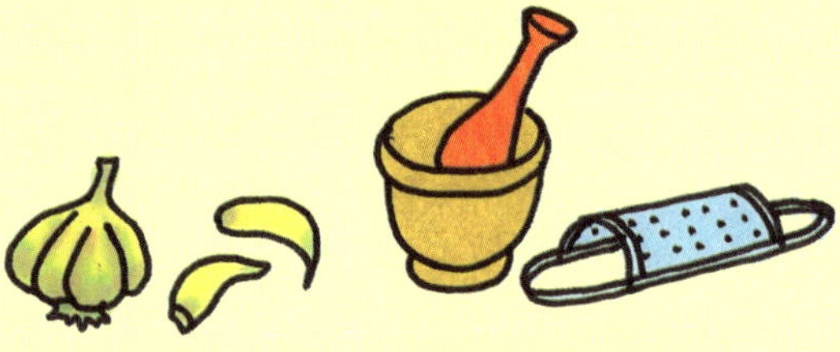

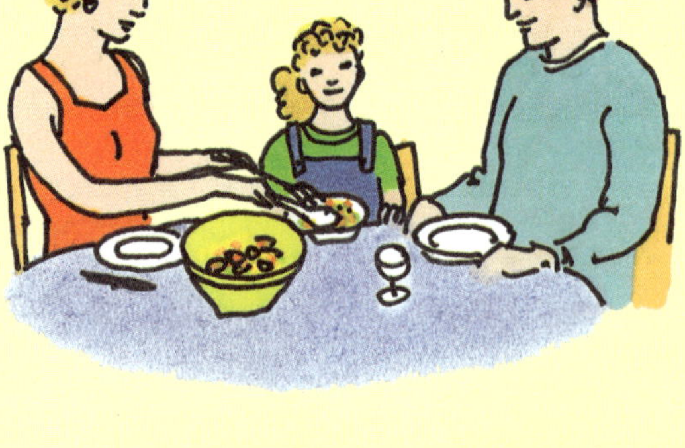

2. *Un truco para evitar la antipatía que sufren más de la mitad de los niños al ajo es machacarlo o rallarlo de tal manera que desaparezca visualmente en las comidas. Lo mejor es tomarlo cocido o crudo.*

3. Una solución para prevenir los parásitos es tomar una decocción de ajo. Introducir dos dientes de éste en medio litro de agua fría, calentar hasta el punto de ebullición y mantener a fuego lento durante cinco minutos.

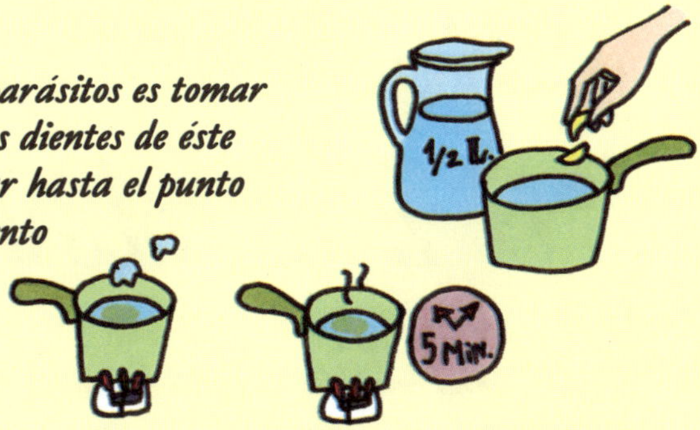

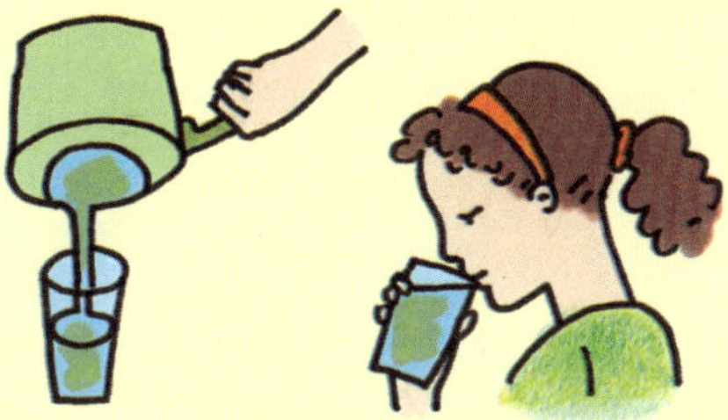

4. Apagar el fuego y cuando la solución esté tibia, beber a pequeños sorbos.

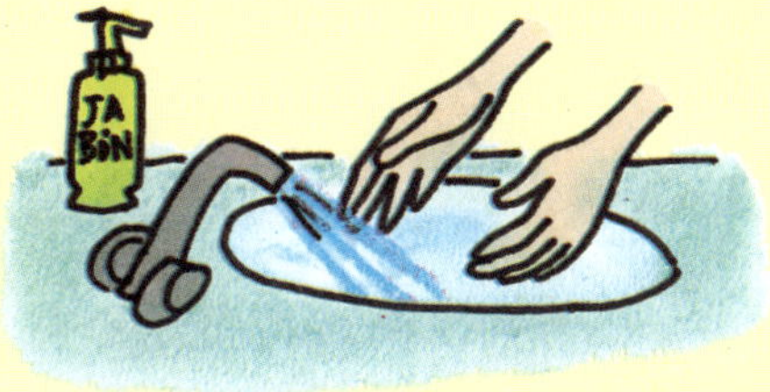

5. La observación de la higiene es fundamental. Lavar las manos cada vez que se viene de la calle, sobre todo si se ha estado jugando con barro.

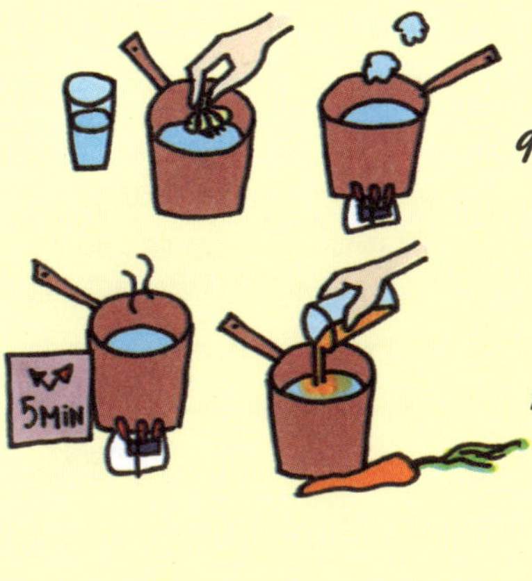

6. Para comprobar la existencia de gusanos hay que examinar las heces. Si se detectan es recomendable un baño de zanahoria y ajo antes de la ducha. Introducir una cabeza de ajo en un cuarto de litro de agua fría (un vaso), calentar hasta el punto de ebullición y mantener a fuego lento durante cinco minutos. Añadir el jugo de una zanahoria y mezclar.

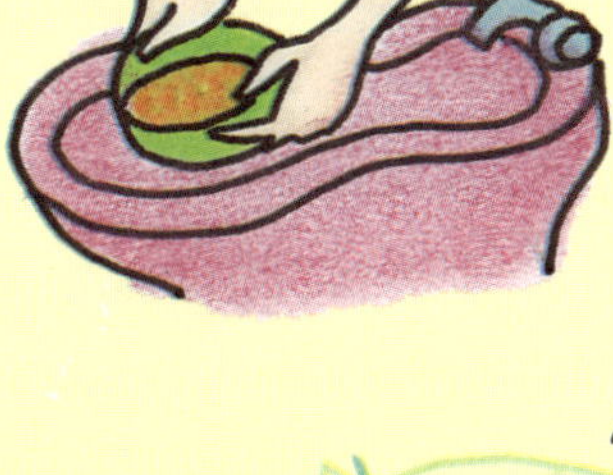

7. Colocar en un recipiente dentro del bidé y limpiar abundantemente la zona del ano y sus alrededores.

Remedio para evitar el mal olor de pies

El ser humano conserva esta particularidad de anteriores etapas cazadoras en donde la manada se reconocía por el olor de las pisadas. Hoy es un recuerdo molesto, aunque muchas veces no se trate exclusivamente de un problema de higiene, sino fundamentalmente genético.

Se necesita: *infusión de equiseto menor, hoja de nogal, manzanilla y tomillo, dos bolsas de té, aceite de manzanilla.*

1. *Lo fundamental es llevar un calzado adecuado, cómodo y de piel que transpire. Los calcetines no deben apretar en exceso la pantorrilla, y es mejor que sean de fibras naturales y que transpiren adecuadamente.*

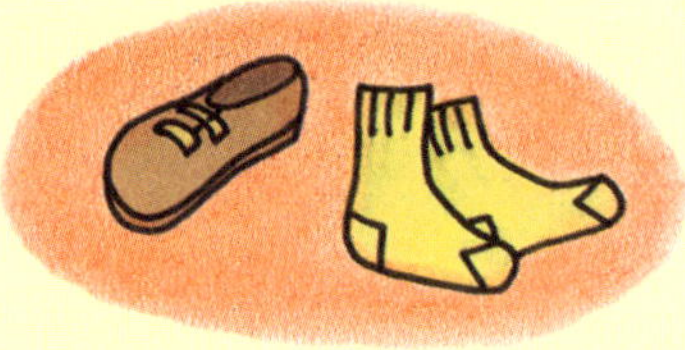

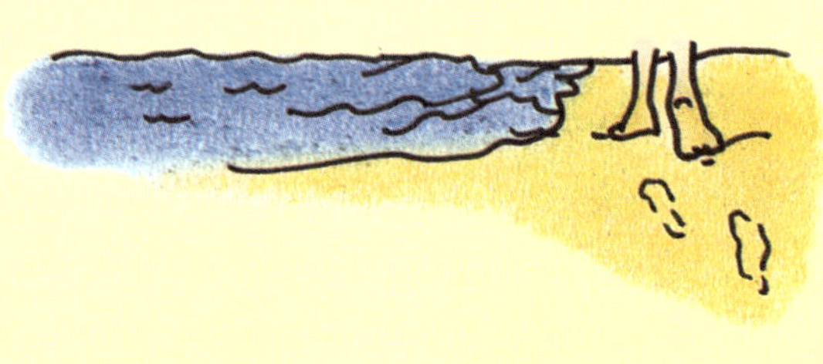

2. *No llevar en invierno calcetines excesivamente gruesos y no utilizar en verano las fibras artificiales. Procurar ir descalzo y fortalecer el pie con paseos en la arena de la playa o caminos de tierra. Mantener una buena higiene.*

3. *Andar descalzo al menos cinco minutos por la casa. Son importantes también los masajes, sobre todo si se tiene tendencia a rojeces y moretones. Debe comenzarse por los dedos y terminar por el talón.*

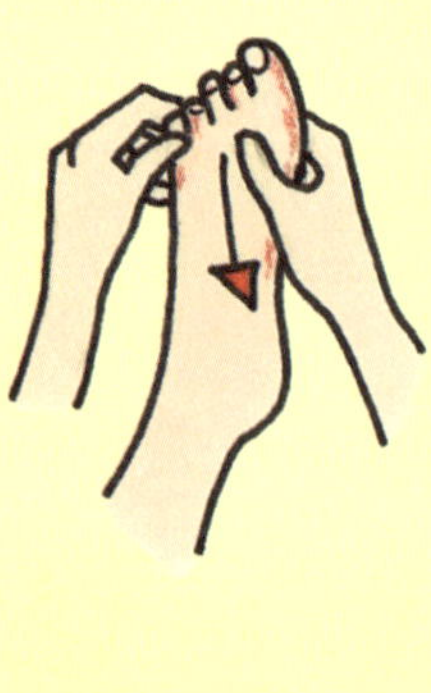

4. *Llevar medio litro de agua hasta el punto de ebullición, apagar el fuego y dejar reposar un momento, añadir una cucharada de equiseto menor. Colar y guardar mientras se enfría.*

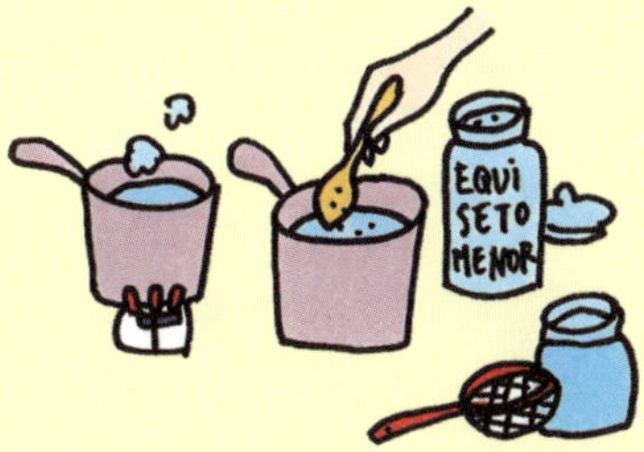

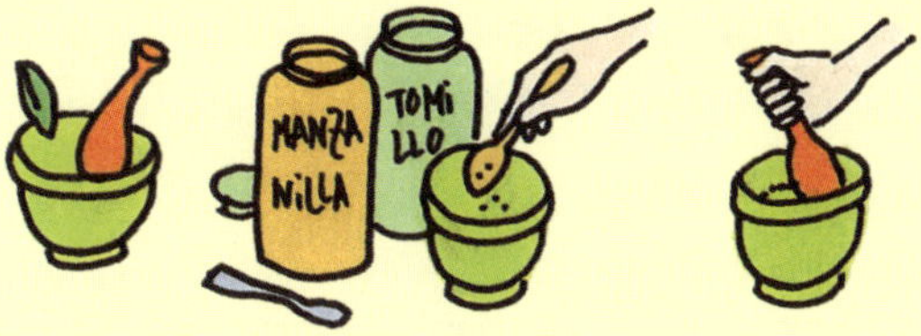

5. *Machacar una hoja de nogal o adquirir cincuenta gramos de hoja de nogal en polvo, añadir dos cucharadas de manzanilla y dos de tomillo hasta formar una composición unificada.*

6. *Calentar agua hasta el punto de ebullición. Añadir la composición de nogal, manzanilla y tomillo, calentar un minuto a fuego lento y apagar. Dejar reposar mientras se prepara el baño.*

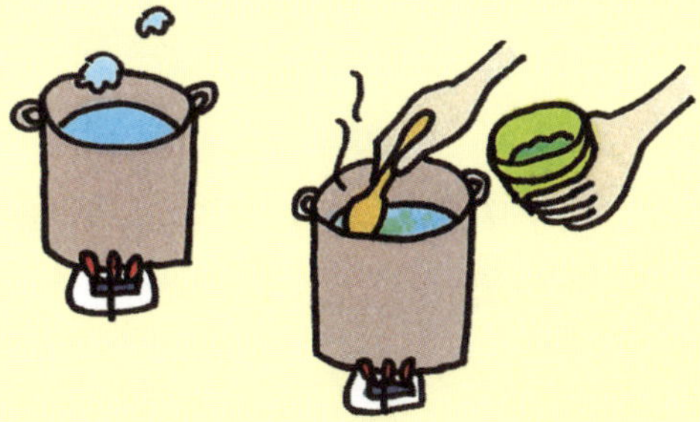

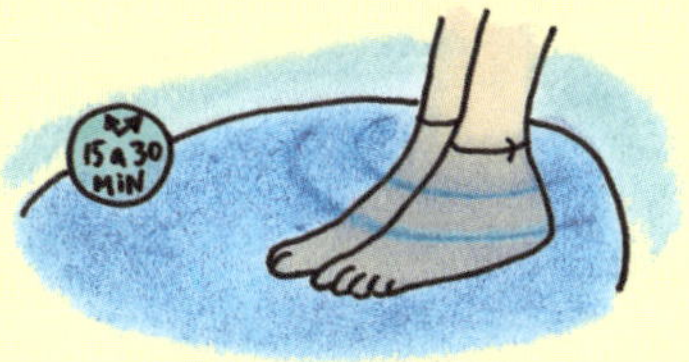

7. *Dejar reposar los pies en esta solución entre un cuarto y media hora.*

8. *Un baño más fácil de realizar, si no se tienen estos componentes, es el preparado con dos bolsas de té y una palangana. Calentar dos litros de agua hasta el punto de ebullición, apagar el fuego, dejar reposar e introducir dos bolsas de té. Meter los pies y dejar reposar durante diez minutos. Hágalo tres veces a la semana.*

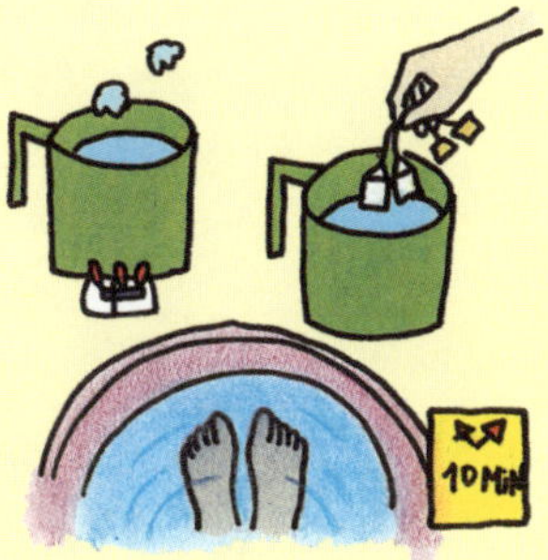

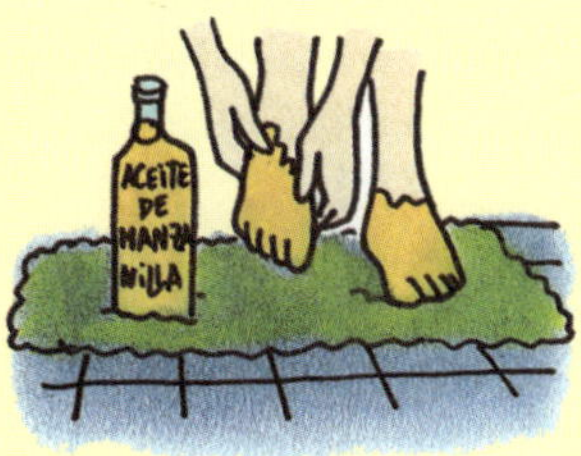

9. *Realizar posteriormente un masaje de los pies con aceite de manzanilla. Dejar éstos al aire durante un tiempo superior al cuarto de hora.*

Zumo de ortiga mayor para superar la psoriasis

Esta es una enfermedad muy extendida y que resulta muy problemática por sus efectos estéticos. La psoriasis requiere un doble tratamiento físico y mental para superarla. La verdadera curación sólo se logra en el momento en el que se alcanza un buen equilibrio espiritual.

Se necesita: zanahoria, zumo de ortiga mayor, infusión de menta o anís, boldo, raíz de saponaria, manzanilla, ortiga mayor, hojas de nogal, presera llamada también galio, aceite de manzanilla.

1. El carácter psicosomático de esta enfermedad hace que los remedios deban ir acompañados de un tratamiento particular.

2. Debe practicarse un ejercicio moderado y promover las salidas en grupo. El carácter del psoriásico coincide en muchos casos con una personalidad retraída a la que esta enfermedad contribuye a aislar psicológicamente.

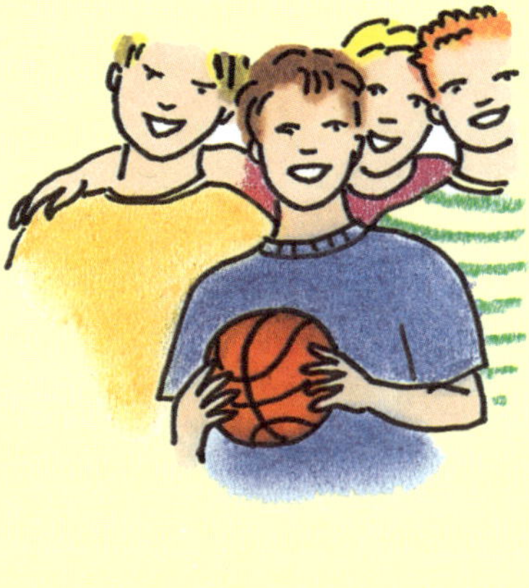

3. La ropa debe ser ligera, que no apriete la piel. Broncearse sin excesos.

4. Tomar el zumo de ortiga mayor. Una cucharadita dos veces al día durante dos semanas, acompañado de una infusión de menta o de anís.

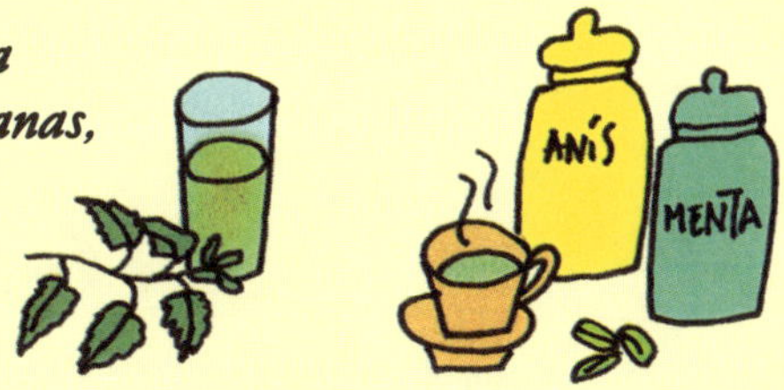

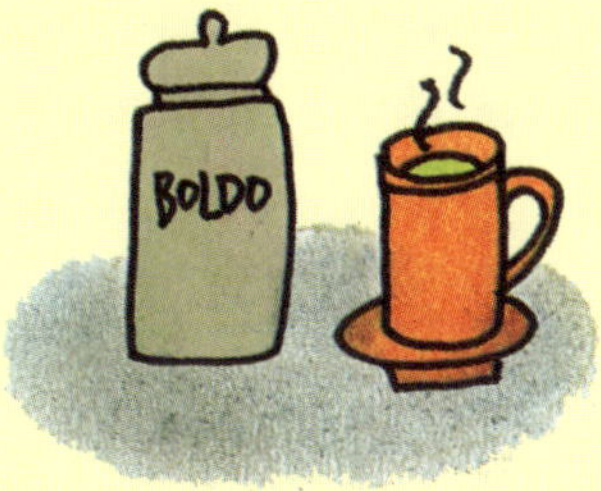

5. Eliminar de las comidas la mayor cantidad de fritos, grasas animales, productos realizados con sangre, como las morcillas, y algunas especies como el pimiento picante.

6. La relación de esta enfermedad con el hígado hace que sea bueno tomar infusiones que activen este órgano, como las de boldo.

7. Preparar un baño de raíz de saponaria, manzanilla, ortiga mayor, hojas de nogal. Mezclar en dos litros de agua fría y llevar hasta el punto de ebullición. Cocer a fuego lento durante cinco minutos. Después, apagar el fuego y dejar reposar.

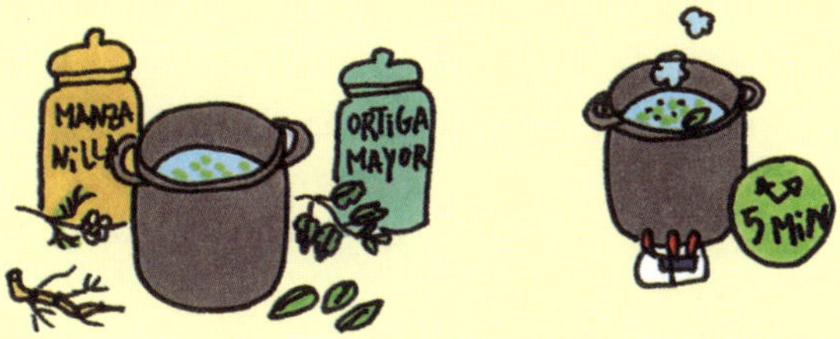

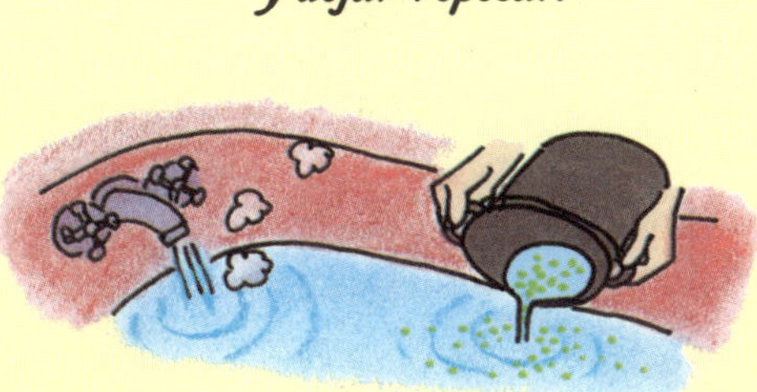

8. Llenar la bañera con agua bien caliente y añadir esta solución. Tomar el baño durante un tiempo que no sea mayor de media hora ni inferior a quince minutos.

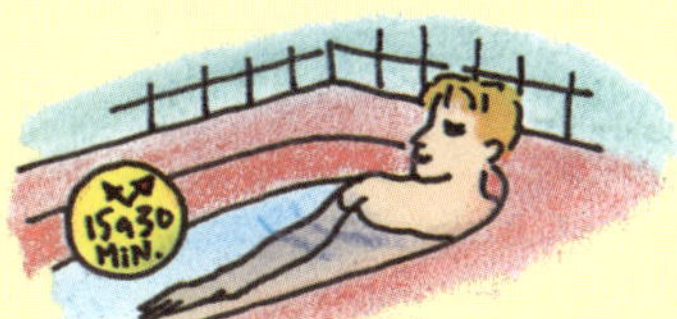

9. Crear un ungüento con ortiga, presera también llamada galio y aceite de manzanilla que se aplicará sobre las zonas enrojecidas.

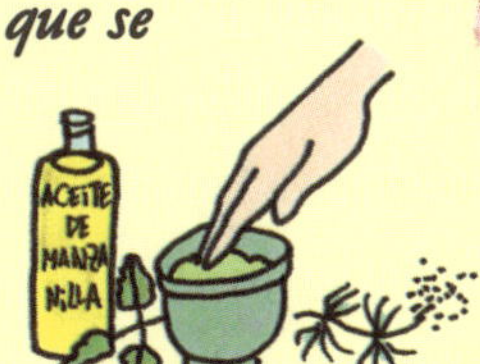

Prevención en época de resfriados

El consumo excesivo de antibióticos provoca falta de defensas, no evita las gripes y resfriados, excepto si tienen un origen bacteriano, convierte en resistentes a las nuevas generaciones de bacterias, provoca problemas digestivos y termina siendo un remedio peor que la enfermedad.

Se necesita: ***vinagre, eucalipto, hinojo, manzanilla, espliego, romero, pétalos de rosa, aceite de menta, aceite de manzanilla.***

1. Introducir en el desayuno las frutas y en la cena las macedonias. Es mejor la fruta fresca que los zumos. No guardar la fruta abierta o pelada ya que pierde sus propiedades. Consumir lo que se va a utilizar.

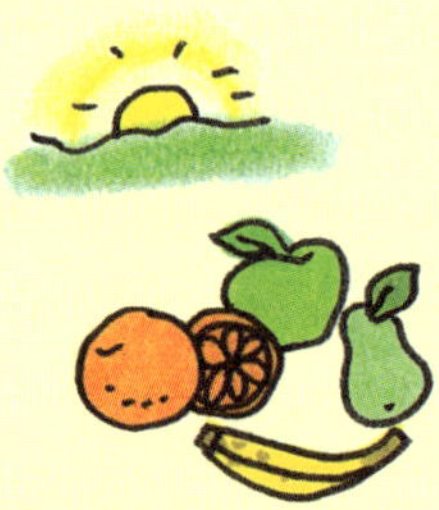

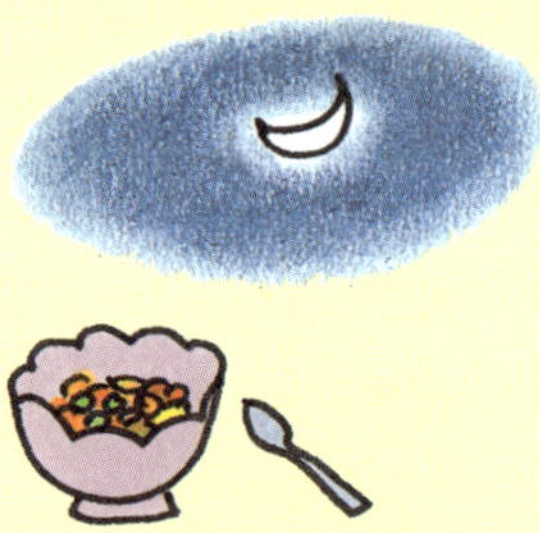

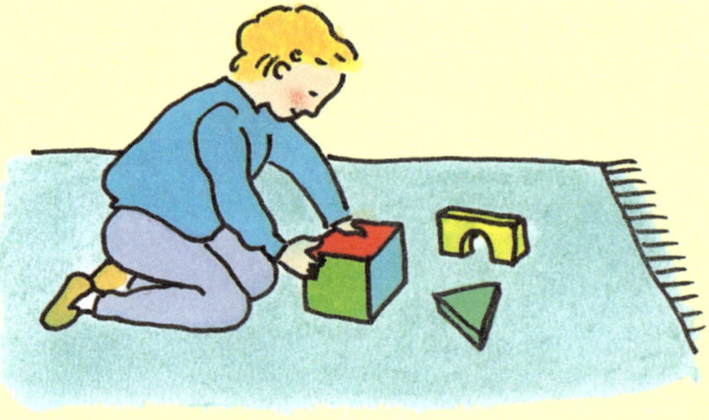

2. Procurar tener siempre presente que no es bueno abrigar con exceso al niño ni tener la calefacción a una temperatura excesiva.

3. Abrir las ventanas de la casa y airearla durante diez minutos, sobre todo si es un día soleado. Procurar limpieza con una mezcla de agua y vinagre evitando las moquetas, tapices y cortinajes en la habitación de dormir.

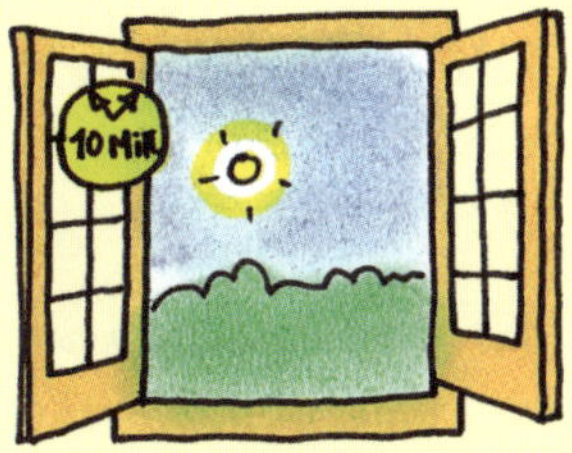

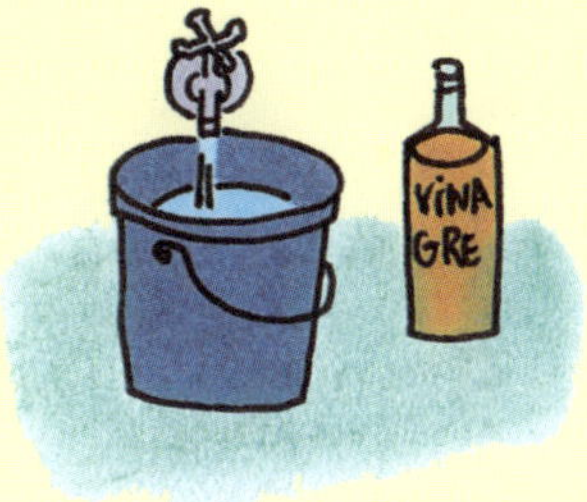

4. Ambientar su cuarto mediante un frasco de esencia de eucalipto o llevar, antes de dormir, una olla de agua hirviendo con eucalipto.

5. En tres litros de agua echar varias hojas y frutos del eucalipto. Llevar ésta hasta el punto de ebullición y dejar cocer a fuego lento tres minutos. Llevar la olla a la habitación y cerrar la puerta. Mientras tanto se sirve la cena con un postre de fruta fresca.

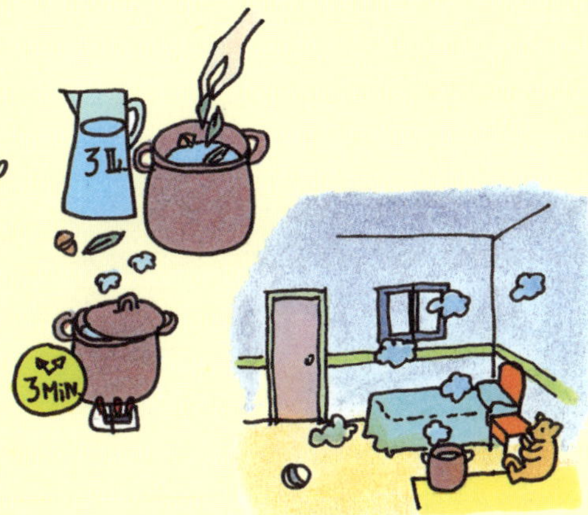

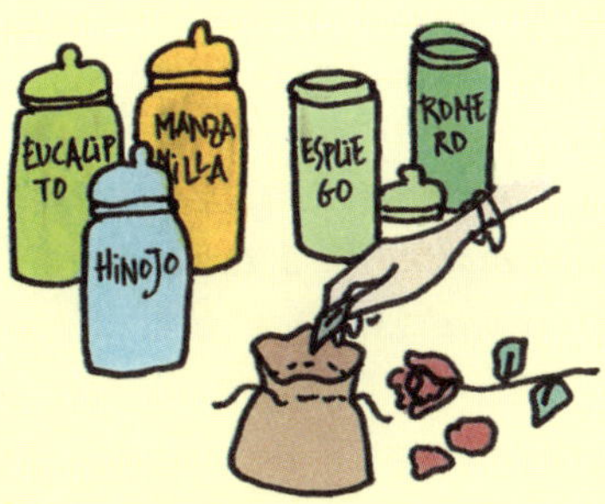

6. Preparar una bolsa con eucalipto, hinojo, manzanilla, espliego, romero y pétalos de rosa. Introducir debajo de la almohada. No añadir perfume que pueda ser irritante ni ningún tipo de alcohol.

7. Las friegas en el pecho con aceite de menta mezclado con aceite de manzanilla son prácticas y previenen los resfriados.

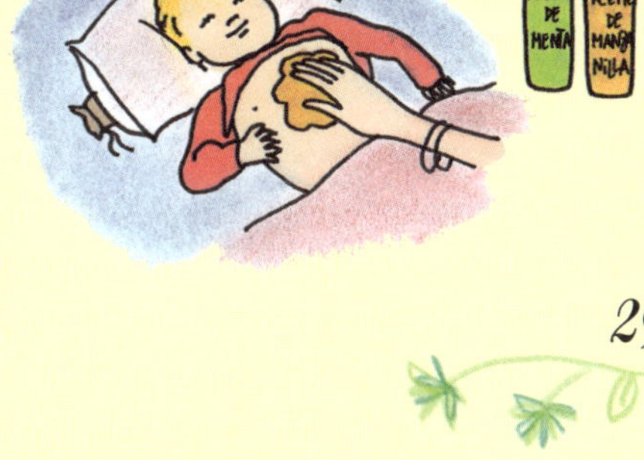

Narices sangrantes

Es uno de los inconvenientes habituales de la infancia que puede convertirse en un problema que necesita la atención médica. Aquí reflejamos lo que debe hacerse en un caso de urgencia y en una acción de tipo preventivo. Se trata de un problema que generalmente desaparece con la edad.

Se necesita: menta, eucalipto.

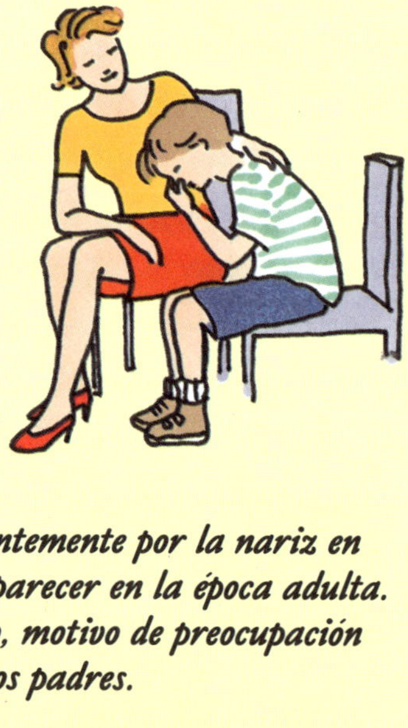

1. *La posición en el momento de un sangrado de nariz (hematemesis) es la de colocar a la persona que lo sufre sentada con la cabeza echada hacia adelante y con los dedos comprimiendo la nariz.*

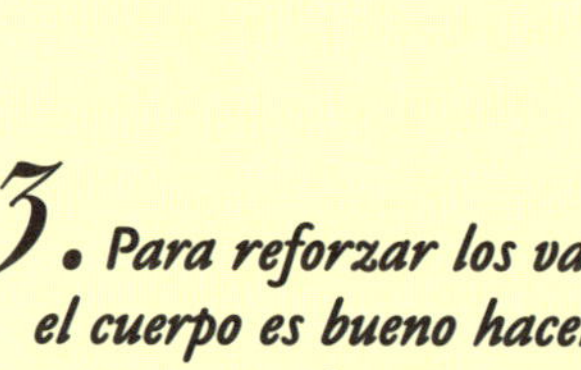

2. *Se sangra frecuentemente por la nariz en la infancia y suele desaparecer en la época adulta. No debe ser, por tanto, motivo de preocupación para los padres.*

3. *Para reforzar los vasos capilares de todo el cuerpo es bueno hacer ejercicio y seguir una alimentación adecuada.*

4. **Los vahos de menta y eucalipto refuerzan el interior de las vías nasales. Preparar un cazo con dos litros de agua, llevar hasta el punto de ebullición, mantener un momento y apagar el fuego.**

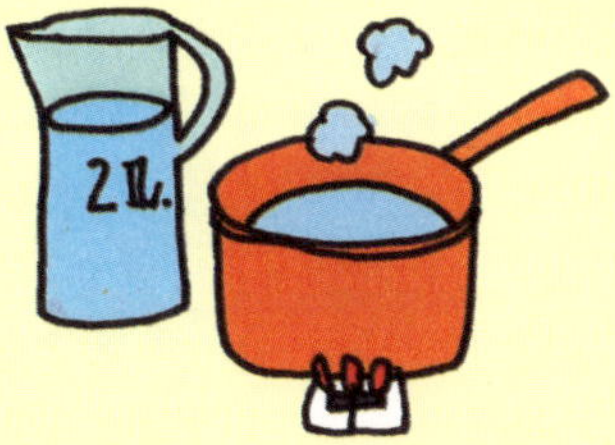

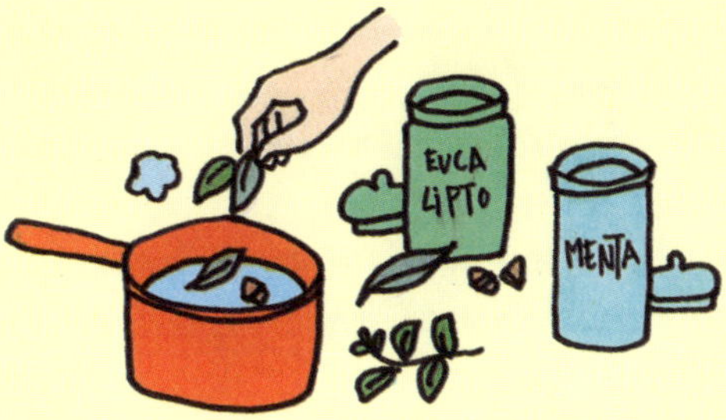

5. **Introducir unas hojas y frutos de eucalipto. También unas hojas de menta. Dejar reposar un minuto.**

6. **Colocarse una toalla sobre la cabeza y cubrir ésta totalmente aspirando el vaho poco a poco a una distancia de un palmo como mínimo. Si al inhalar el vapor la temperatura del agua produce molestias por su proximidad, retirarse hasta que podamos resistir su calor.**

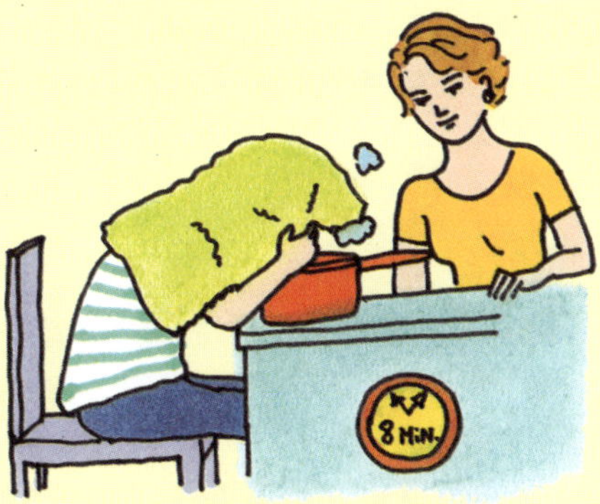

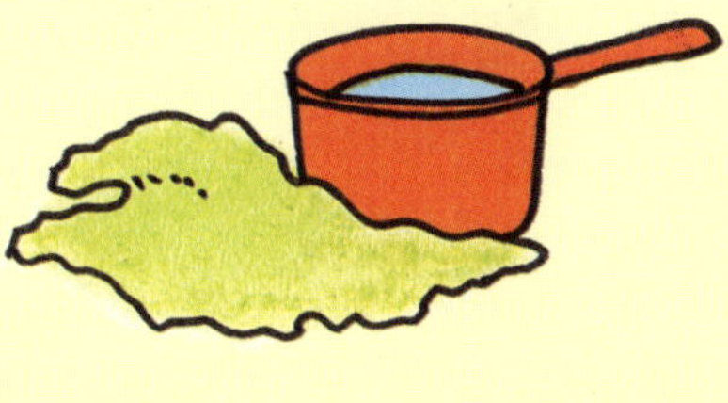

7. **Realizar esta operación durante unos ocho minutos o hasta el momento en que veamos que del cazo ya no sale vapor.**

8. **La solución ya utilizada no debe volverse a hervir ya que perdería todas sus propiedades.**

Vinagre de manzana para el acné y los barrillos

Es un problema temporal que puede transformarse en grave por la falta de higiene, la acción de cremas milagrosas o la mala alimentación.

Se necesita: *salvia, romero, manzanilla, limón, zanahorias, vinagre de manzana, miel, una yema de huevo.*

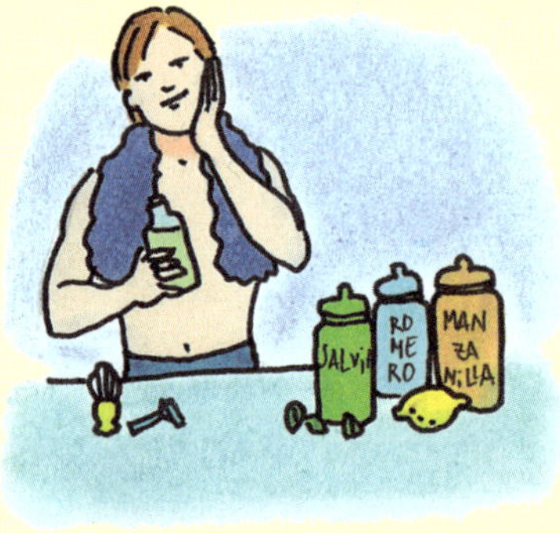

1. Después de los primeros afeitados, viene bien aplicar una loción de salvia, romero, manzanilla y limón. No deben apretarse los granos o comedones; puede extenderse la infección. Pero cuando tienen pus pueden apretarse y desinfectarse inmediatamente.

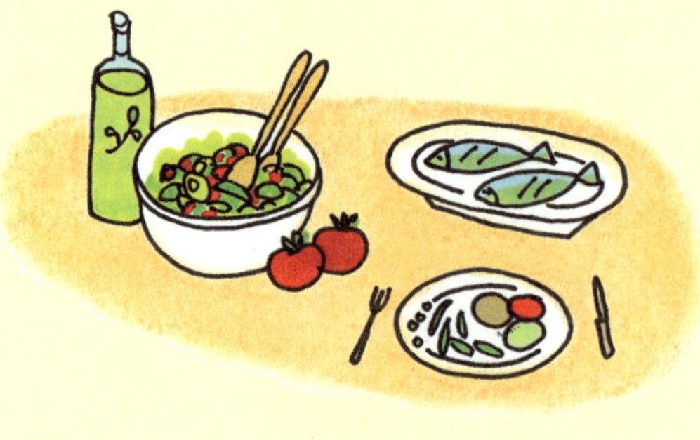

2. Es necesario tomar alimentos sanos, ensaladas y verduras evitando las comidas con excesivas grasas animales. La dieta mediterránea es ideal para protegerse del acné.

3. ***Es bueno tomar el sol con moderación y, durante el momento del bronceado, comer zanahorias.***

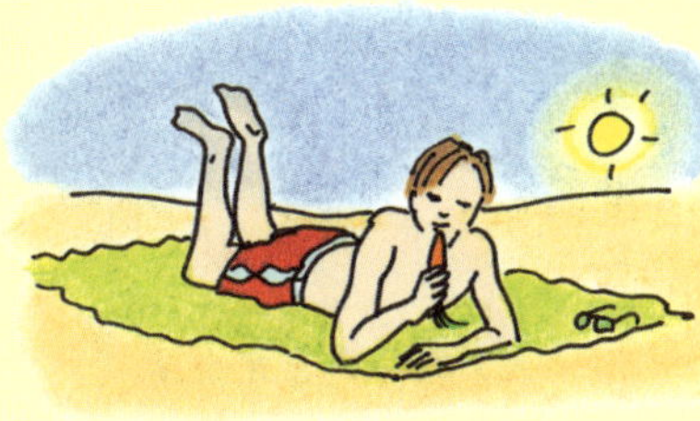

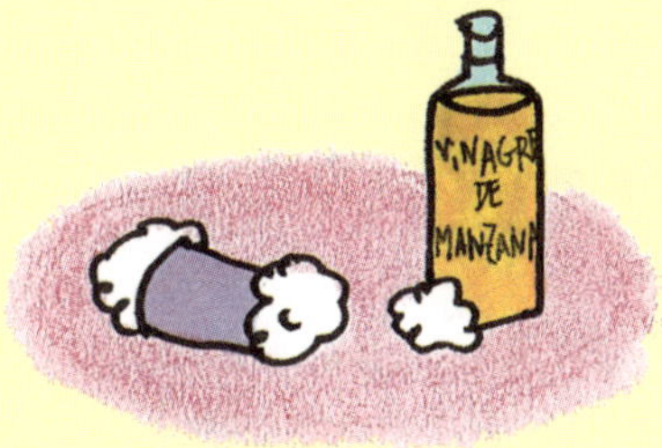

4. ***Mojar un algodón en vinagre de manzana y limpiar los barrillos.***

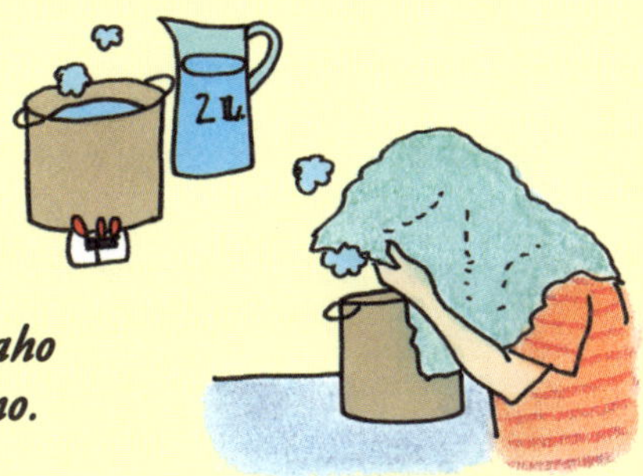

5. ***Preparar un cazo con dos litros de agua, llevar hasta el punto de ebullición, mantener un momento y apagar el fuego. Colocarse una toalla sobre la cabeza cubriéndola totalmente y aspirar el vaho poco a poco a una distancia de un palmo como mínimo.***

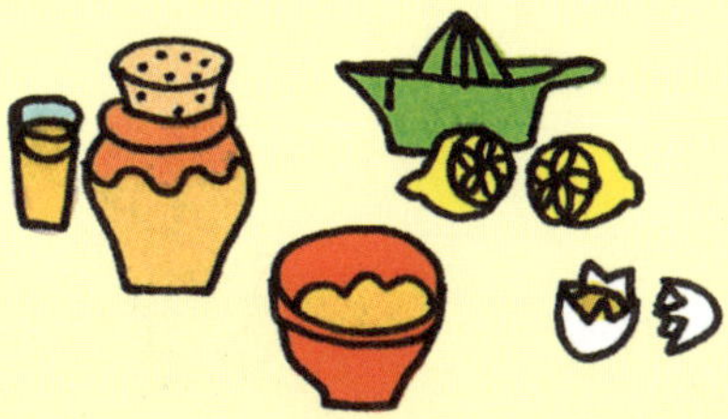

6. ***Con la cara bien hidratada aplicarse una mascarilla hecha con un vasito de miel, el zumo de un limón y una yema de huevo. Extender por toda la zona donde se encuentre el acné y esperar unos diez minutos.***

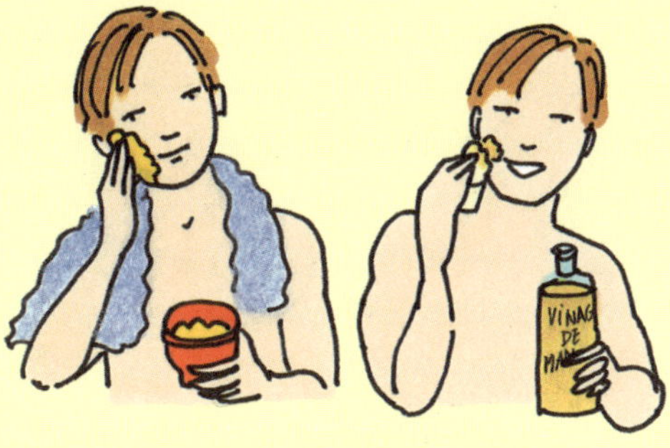

7. ***Utilizar un algodón mojado en vinagre de manzana como astringente para limpiar los barrillos y cerrar los poros.***

8. ***Ducharse bien a continuación para limpiar todas las zonas.***

Compota de manzana, arándanos y arroz para detener las diarreas infantiles

Aquí nos encontramos con un problema habitual que se presenta sobre todo en la temporada estival, por el calor, el cambio de residencia, de aguas o, simplemente, derivado de cualquier otra enfermedad. La diarrea es un síntoma de un desarreglo físico, no una enfermedad en sí misma.

Se necesita: *arroz integral, manzanas, arándanos, raíz de malvavisco, tila, manzanilla.*

1. *Pelar tres manzanas, cortarlas a dados e introducirlas en un cazo con un vaso de agua.*

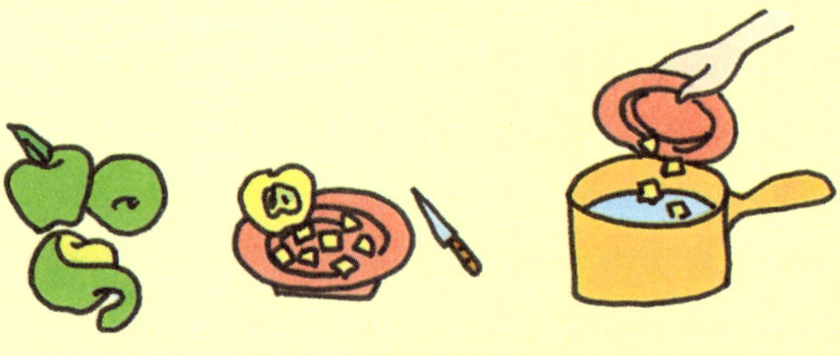

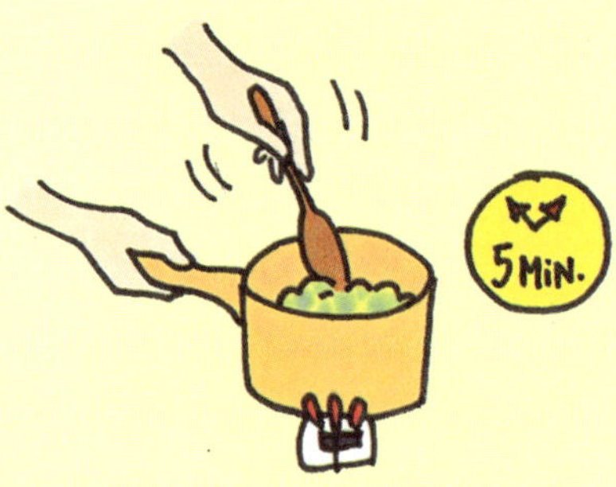

2. *Encender el fuego y cocer las manzanas suavemente durante cinco minutos, removiendo continuamente para que no se peguen, hasta que formen una masa compacta.*

3. Apartar del fuego la masa que hemos conseguido hacer en el paso anterior.

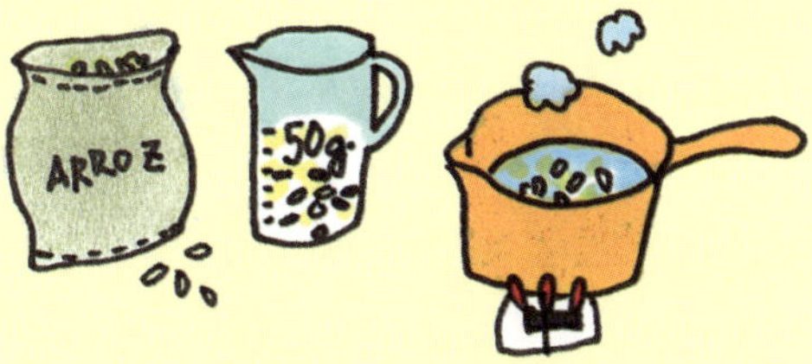

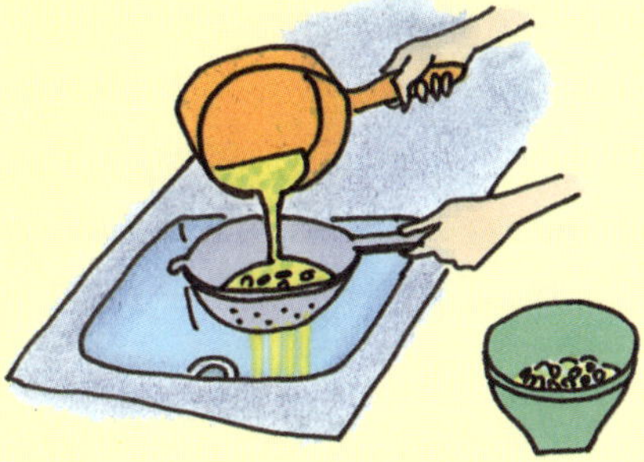

4. Cocer cincuenta gramos de arroz (el contenido de dos veces el cuenco de una mano). Sacar cuando esté cocido, colar el agua y apartar.

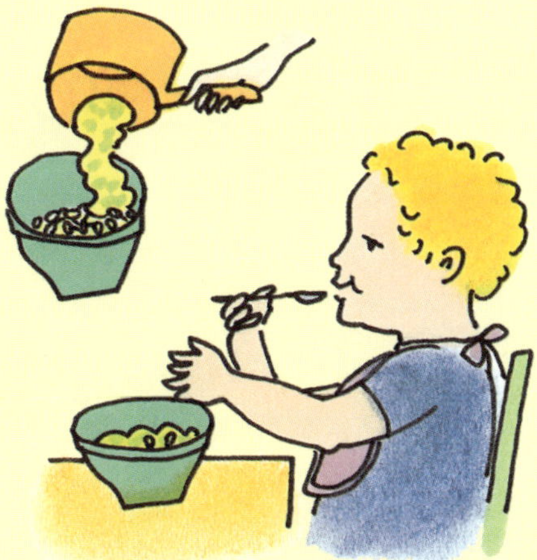

5. Unir el arroz y la manzana con unos cincuenta gramos de arándanos (si no se encuentran se puede hacer la mezcla únicamente con arroz y manzana). Comer reposadamente masticando con lentitud.

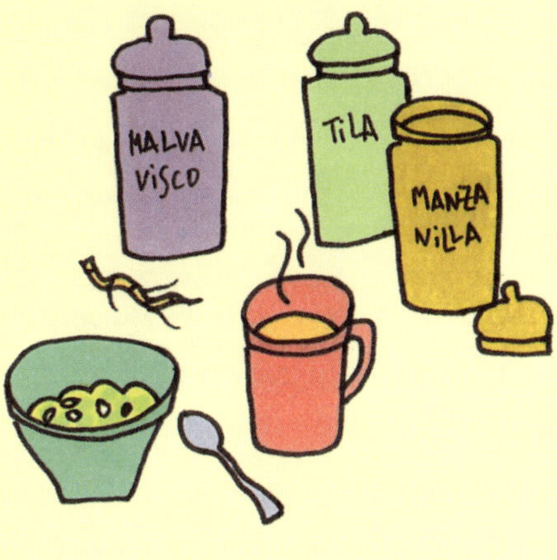

6. Acompañar la comida que se ha preparado con una infusión de raíz de malvavisco, tila y manzanilla. Con ello pueden solucionarse los problemas de diarrea.

Yogur con semillas de lino para combatir el estreñimiento

Aunque es un mal que afecta a más del treinta por ciento de los adultos, también se convierte en un problema que comienza a desarrollarse en la infancia y los primeros años de la pubertad.

Se necesita: yogur con lino, cáscara sagrada.

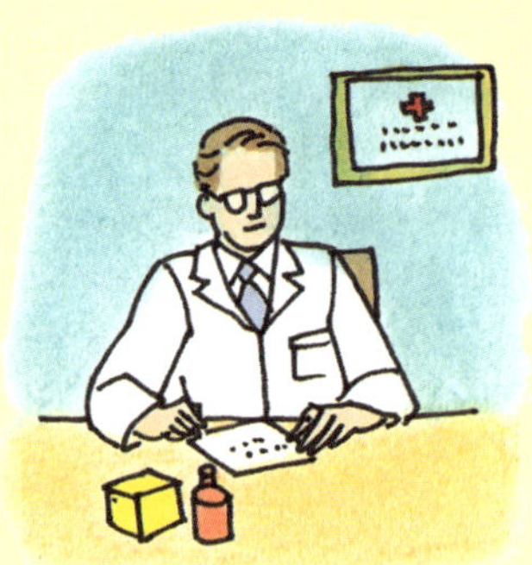

1. *La disciplina es la mejor manera de combatir el estreñimiento. Es necesario vigilar durante la infancia que se visite el cuarto de baño al menos una vez al día.*

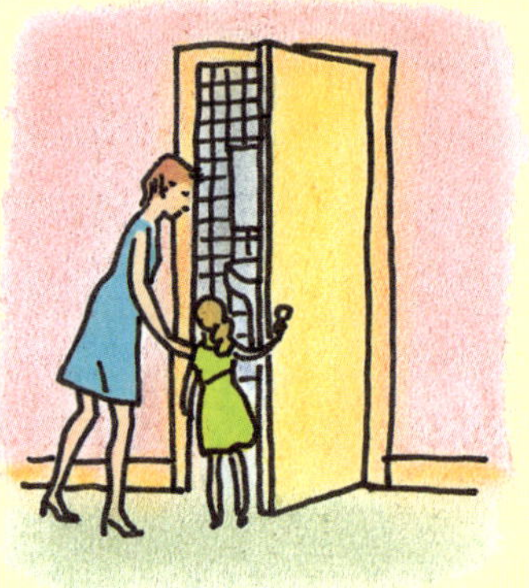

2. *Los consejos que aquí damos son prácticos, efectivos y sabios. Sólo en caso extremo deben tomarse pastillas o supositorios de glicerina y siempre bajo consulta del especialista, ya que su consumo crea adicción.*

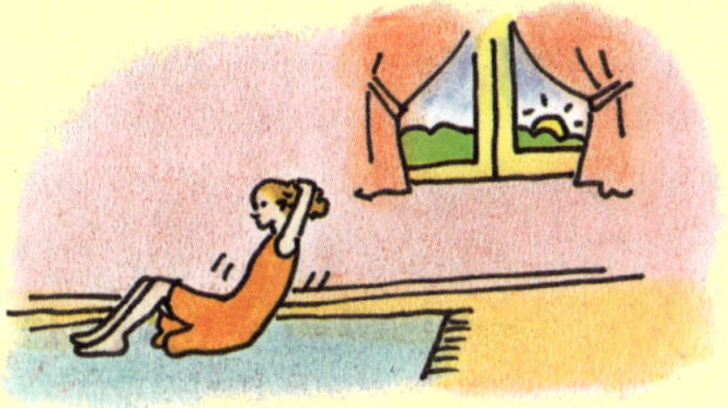

3. ***Los ejercicios diarios siempre son beneficiosos. En este caso practicarlos antes de desayunar.***

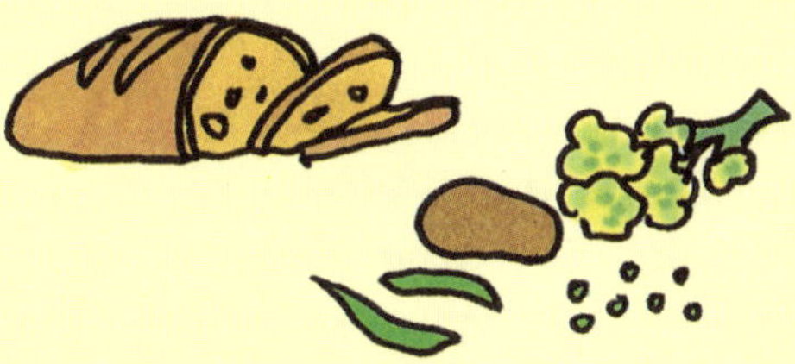

4. ***Una dieta rica en fibras como el pan integral o las verduras ayuda a regular las deposiciones.***

5. ***Una solución para el desayuno es servir un yogur con lino. Se pone una cucharadita de semillas de lino en un vaso con tres cucharadas de agua. Dejar reposar seis horas, hasta que se forme una pasta. Unir a un yogur natural.***

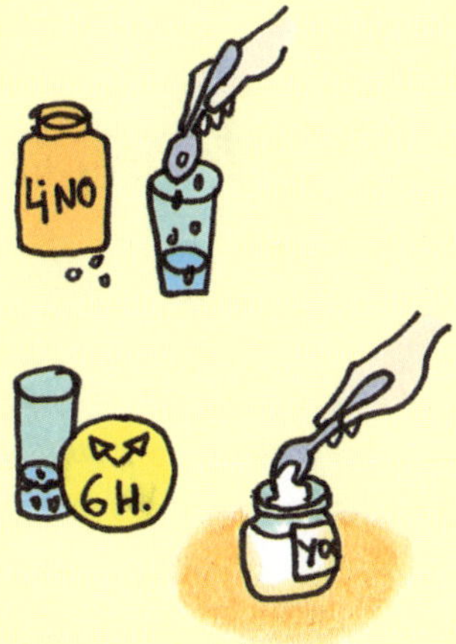

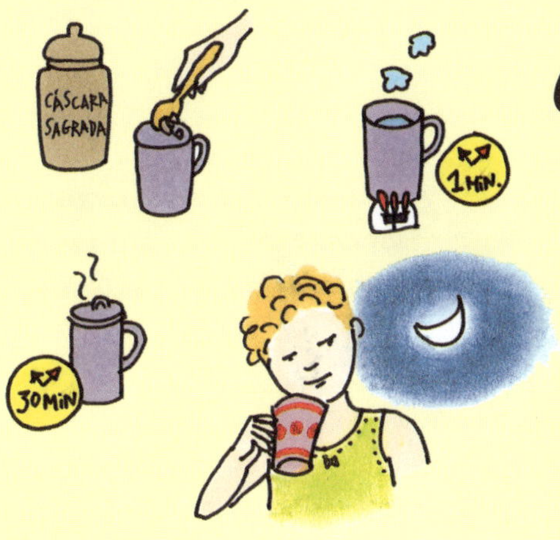

6. ***Introducir una cucharadita de corteza seca de cáscara sagrada en una taza de agua fría. Hacer un cocimiento. Introducir en un cazo y llevar hasta el punto de ebullición. Cocer un minuto. Dejar reposar durante media hora y tomar después de cenar.***

Una infusión para la indigestión después de una fiesta infantil

La asistencia a fiestas y cumpleaños de compañeros de clase se ha convertido en un acto social habitual en la infancia. Se trata de celebraciones llenas de alegría y excitación donde también es habitual comer desordenadamente. Una de las consecuencias inmediatas es una mala digestión de bocadillos, pasteles y chucherías.

Se necesita: ***menta, laurel, romero, hierba luisa, artemisa, tila.***

1. ***Preparar un compuesto con dos hojas de menta, media hoja de laurel, romero, una cucharadita de hierba luisa, una ramita de artemisa y tila.***

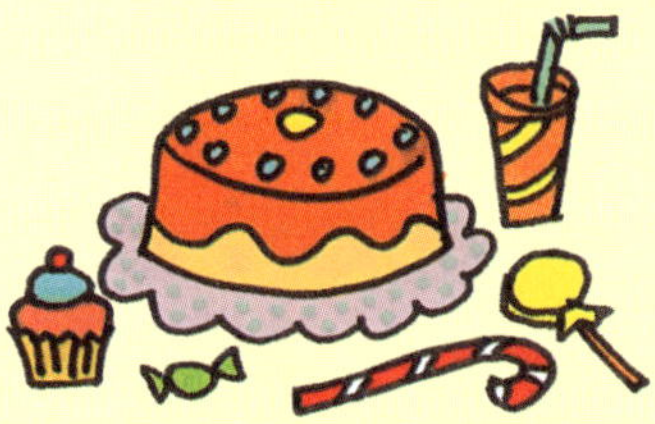

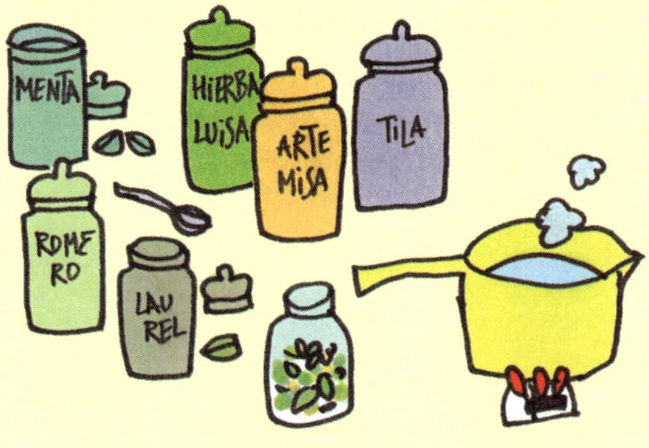

2. ***Poner agua a calentar en un cazo grande (seis vasos) y llevarlo hasta el punto de ebullición.***

3. Retirar del fuego y esperar un minuto. Añadir dos hojas de menta, media hoja de laurel, romero, una cucharadita de hierba luisa, una ramita de artemisa y tila.

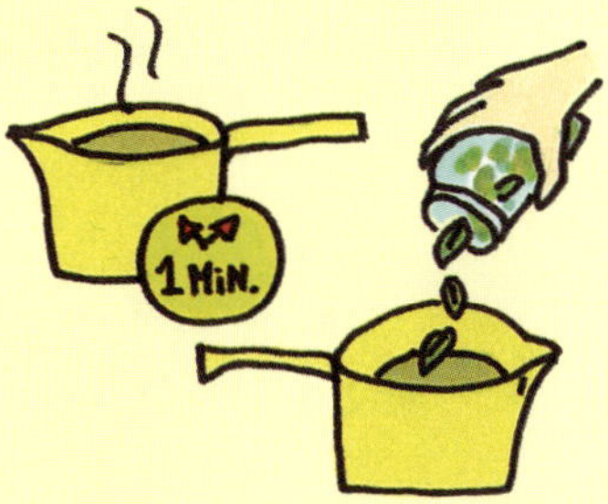

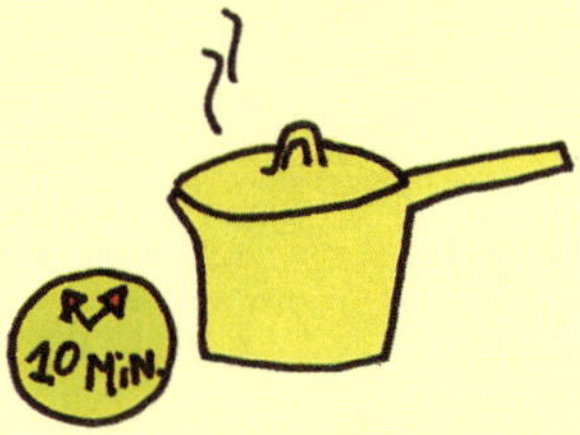

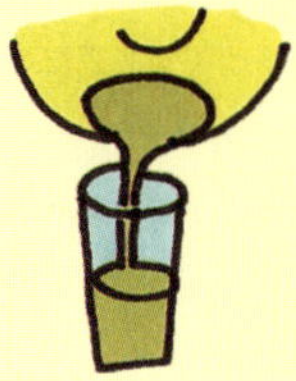

4. Tapar la olla y esperar diez minutos hasta notar que se encuentra tibia.

5. Servir la infusión en un vaso y tomar a sorbos pequeños. Esta operación debe realizarse siempre en una posición de descanso y relajada.

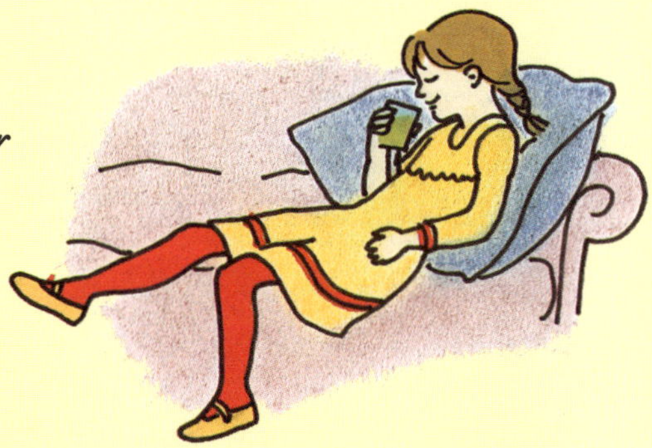

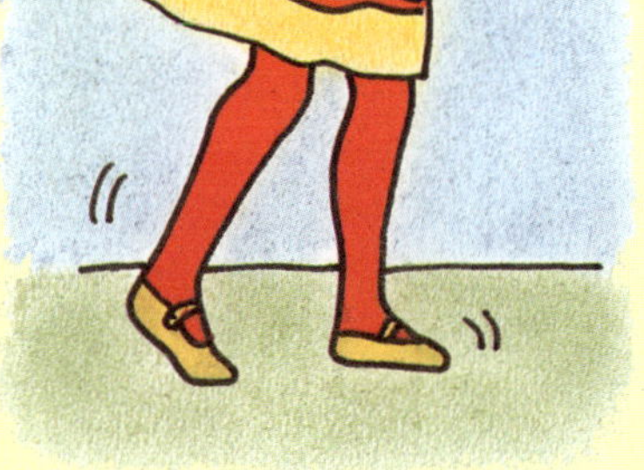

6. Dar un paseo después de tomar esta bebida. Posteriormente, intentar hacer de vientre.

7. El resto de la infusión debe apartarse, extrayendo las hierbas, y conservarse en un pote de cristal o barro. Tomar un vaso cada hora y añadir un poco de agua hirviendo para que toda se encuentre tibia, hasta notar que la indigestión ha desaparecido.

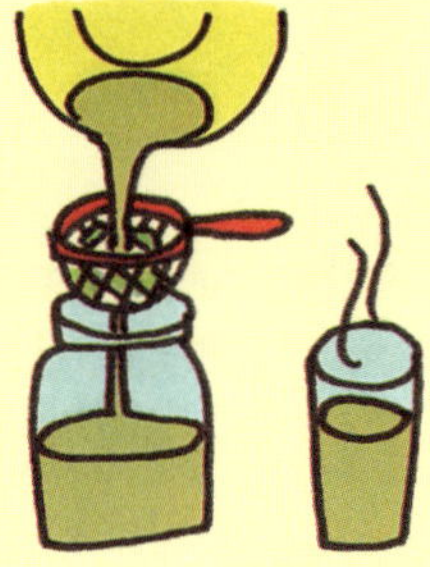

Una loción para prevenir la caspa

Uno de los problemas que más avergüenzan en la pubertad es la presencia de ese pequeño polvo blanco en los hombros. Una buena higiene y una sencilla receta evita recurrir a las lociones milagrosas, muchas de ellas destructivas del cabello.

Se necesita: *hojas frescas de abedul, romero, ortiga mayor, alcohol, huevo, limón, miel, romero, vinagre.*

1. *La alimentación sana y equilibrada es fundamental para evitar los molestos problemas de la caspa.*

2. *Adquirir un puñado de hojas frescas de abedul, un segundo de romero y un tercero de hojas de ortiga mayor. Preparar una taza de alcohol y dos de agua. Mezclar todo en un bote de cristal.*

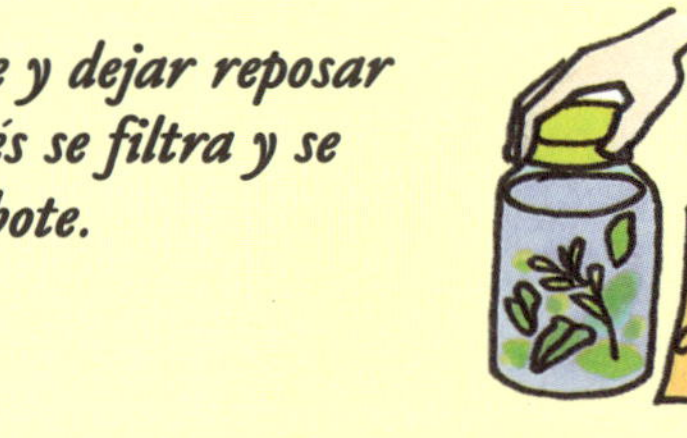

3. *Cerrar herméticamente y dejar reposar durante cinco días. Después se filtra y se guarda en otro bote.*

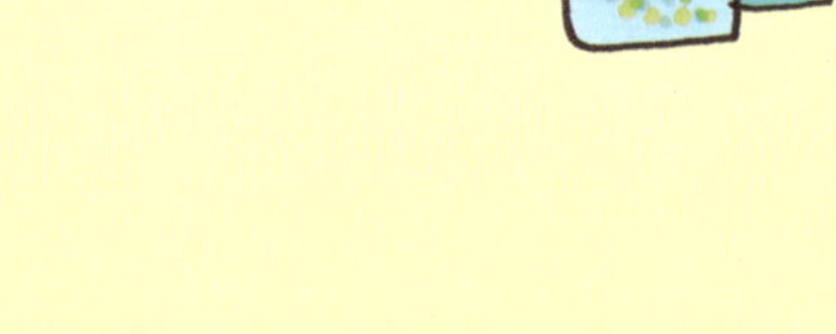

4. **Colocar dos cucharadas de esta solución en la nuca con la cabeza agachada y comenzar a extender el líquido realizando una fricción con él por todo el cuero cabelludo.**

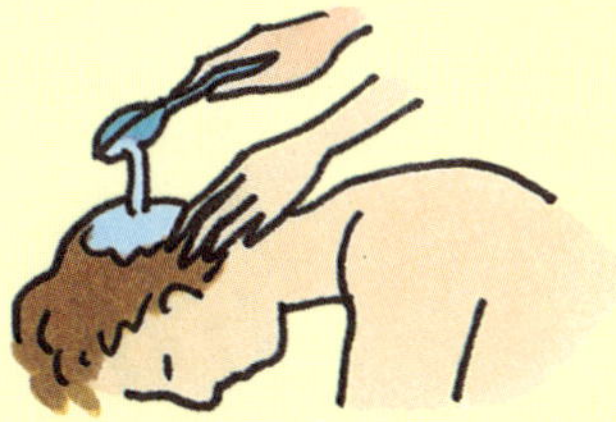

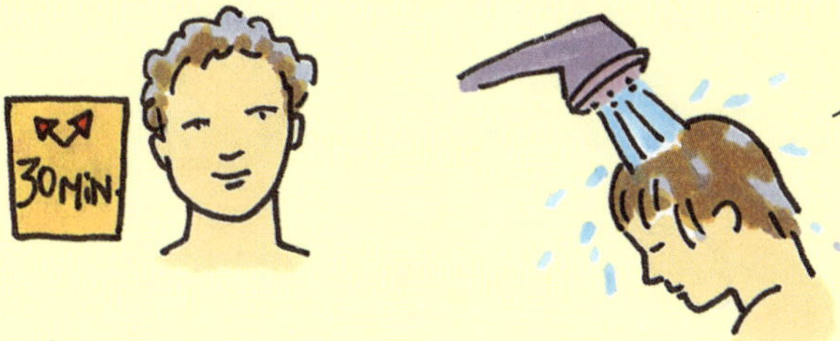

5. **Mantener esta loción en el cabello durante una media hora antes de enjuagarse y ducharse.**

6. **Esta loción puede alternarse con otro combinado o loción. Preparar un compuesto con una yema de huevo, el zumo de un limón, un vasito de miel, una cucharada de romero y un vasito de vinagre.**

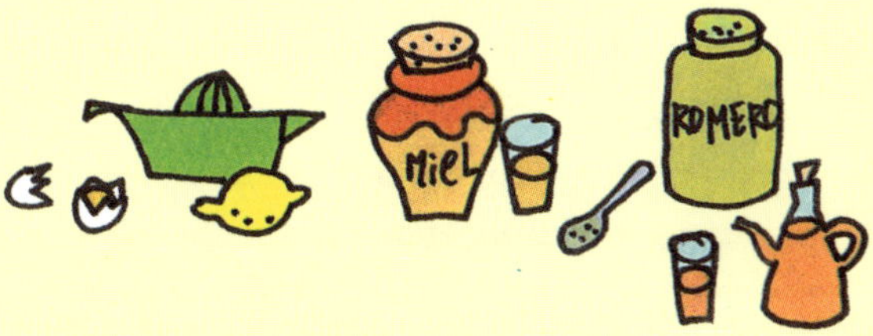

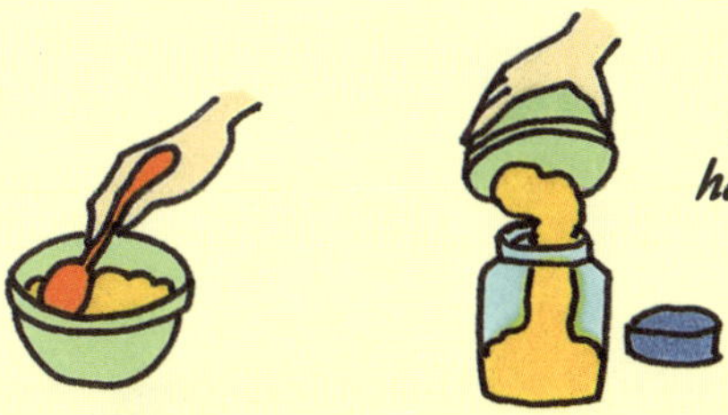

7. **Juntar todos estos componentes removiendo hasta obtener una solución compacta. Guardar en un bote de cristal herméticamente cerrado no más de cinco días.**

8. **Coger una parte de este compuesto con tres dedos de una mano e ir aplicándolo en el cabello de tal forma que llegue al cuero cabelludo. Realizar un masaje hasta que se encuentre perfectamente extendido.**

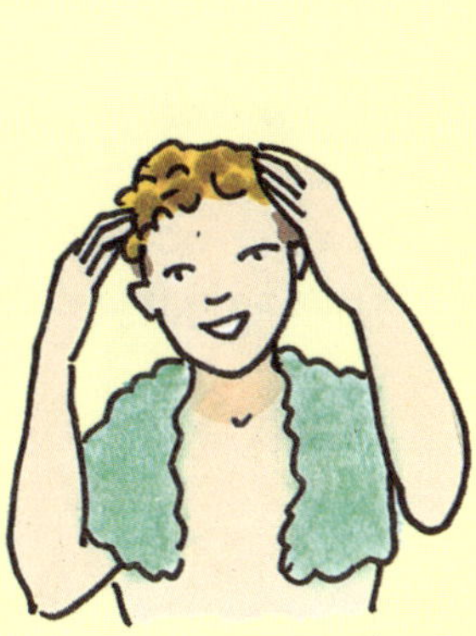

9. **Pasados diez minutos desde la aplicación del compuesto enjuagarse y ducharse.**

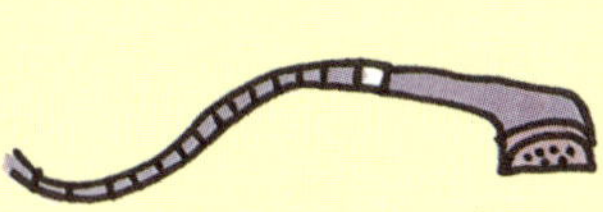

Eneldo y alcaravea para solucionar el problema de las flatulencias

Diversas causas pueden provocar la existencia de gases, ya sea en las vías digestivas superiores o en las inferiores, que provocan esa sensación de sentirse hinchado. Una mala dieta, una forma desordenada de comer tragando aire, o una enfermedad que debe ser consultada con el especialista pueden encontrarse entre esas causas.

Se necesita: ***semillas de anís, eneldo, alcaravea llamada también comino de prado, angélica, orégano, albahaca.***

1. *Las personas que respiran por la boca tienen más tendencia a tragar aire mientras ingieren los alimentos. Asimismo, las personas que comen con prisas. Respirar acompasadamente por la nariz y masticar cinco veces como mínimo cada bocado, es fundamental.*

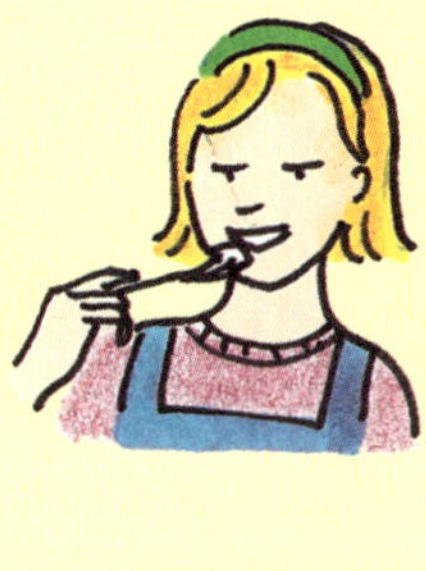

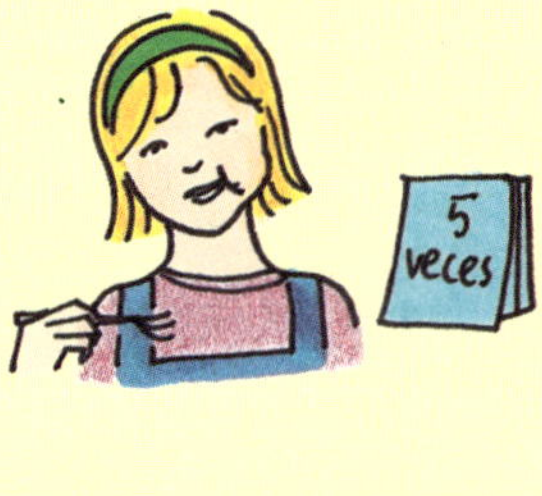

2. *Evitar siempre que se pueda las bebidas gaseosas si se tiene tendencia a producir flatulencias.*

3. *Un buen régimen de comidas que evite la col, la coliflor, las alubias blancas... Una sencilla receta es tomar estas verduras cocidas con poca agua y regadas con aceite de oliva y sal.*

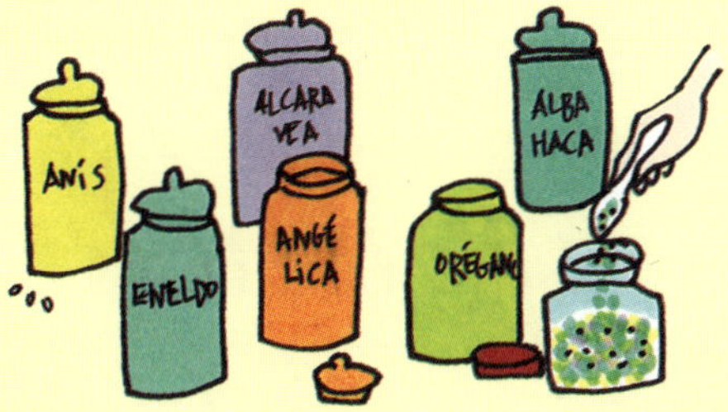

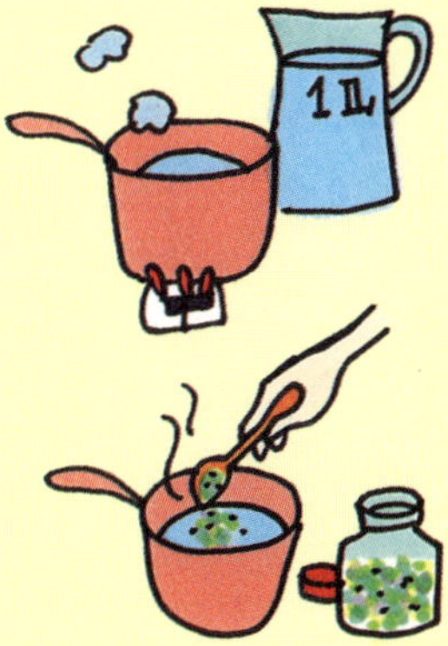

4. *En caso de convertirse en un problema habitual, tomar una infusión de semillas de anís, una cucharadita de eneldo, alcaravea llamada también comino de prado, angélica, orégano y albahaca. Llevar un litro de agua hasta el punto de ebullición, apagar el fuego y dejar reposar un minuto. Añadir estos ingredientes y dejar reposar.*

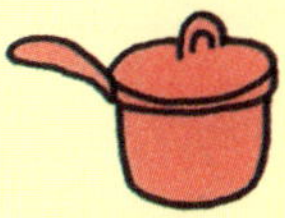

5. *Llenar una taza con la infusión y beber relajadamente a pequeños sorbos después de cada comida.*

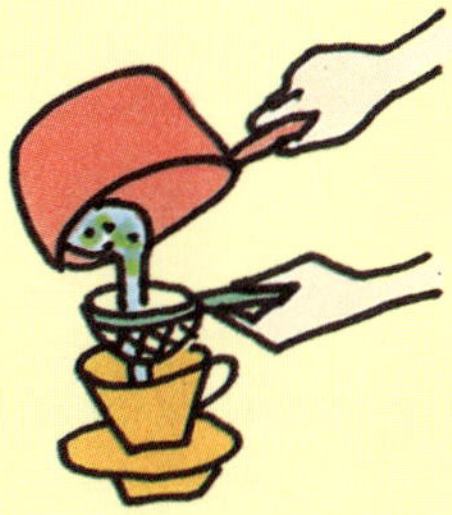

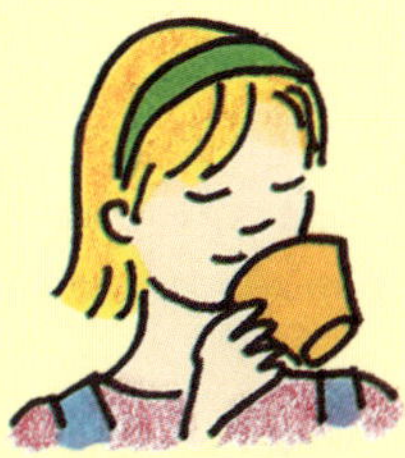

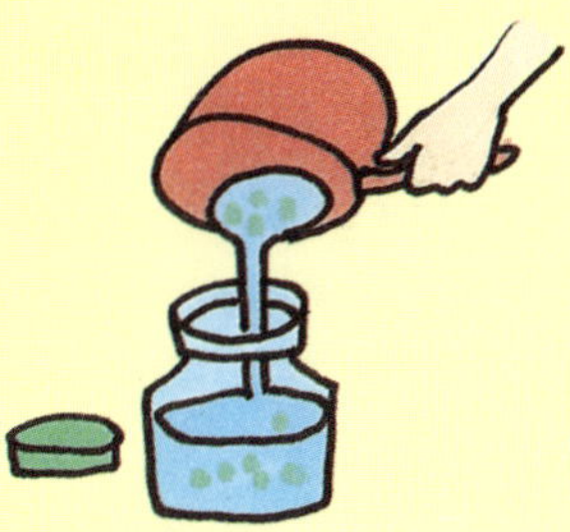

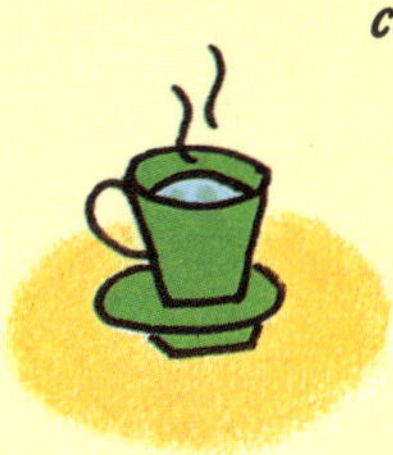

6. *Guardar el resto de la infusión preparada con anterioridad para utilizar posteriormente, teniendo la precaución de ir añadiéndole un poco de agua tibia cada vez.*

Una pasta natural para la limpieza de dientes

El exceso de productos azucarados, dulces y chocolates conforman una alimentación que combinada con la falta de higiene bucal provocan problemas dentales importantes. En la pubertad se aumenta este problema, no sólo por la mala alimentación, sino por el comienzo de la adicción al tabaco en algunos jóvenes.

Se necesita: *zanahorias, puerro, remolacha, menta, salvia, clavo, raíz de endrino, ramito de perejil, manzanilla, bicarbonato.*

1. *Para reforzar los dientes es bueno masticar alimentos crudos como las zanahorias, frutas como la manzana o la pera, verduras como el puerro, etc.*

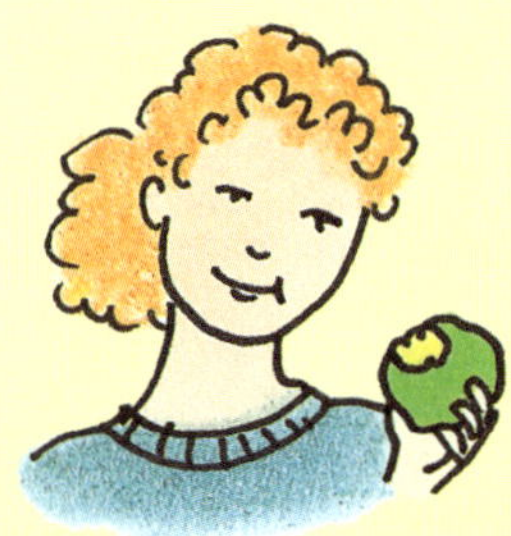

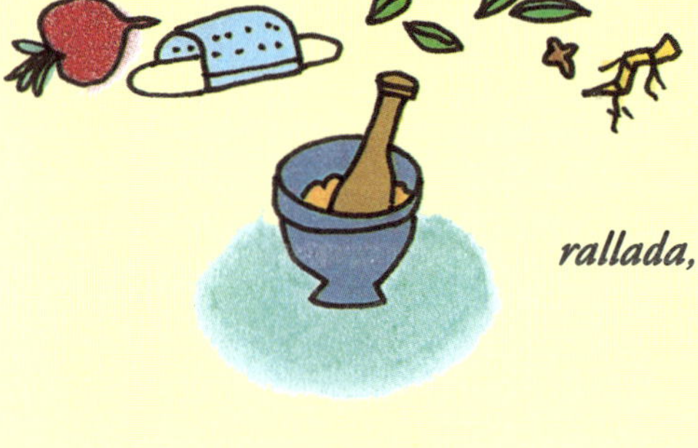

2. *Formar una pasta con una remolacha rallada, dos hojas de menta, dos de salvia, un clavo y raíz de endrino.*

3. Buscar un sabor agradable a este dentífrico de forma individualizada. Puede ser de canela, de menta, de regaliz y agregarse mediante dos gotas de esa esencia.

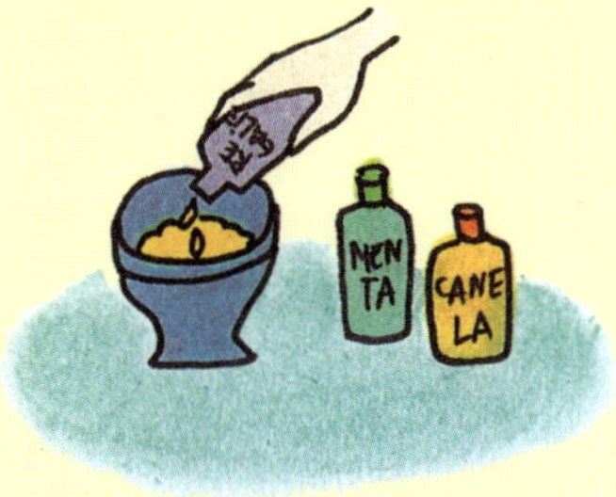

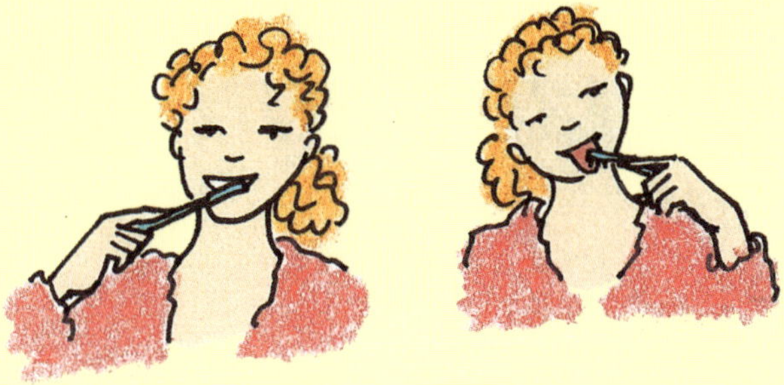

4. Limpiar dos veces los dientes con este dentífrico. También es el momento de cepillar con cuidado, aunque extensamente, la lengua.

5. Pasar el hilo dental mojado en manzanilla entre los dientes antes de la segunda limpieza.

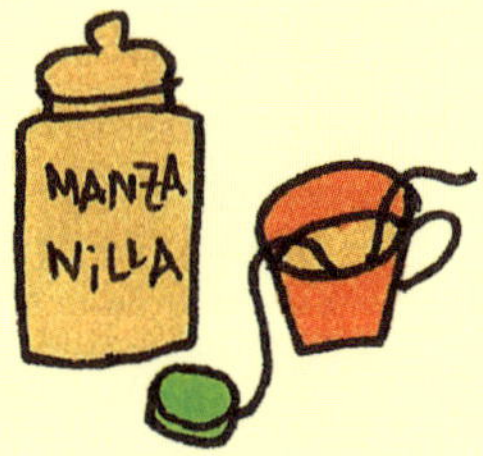

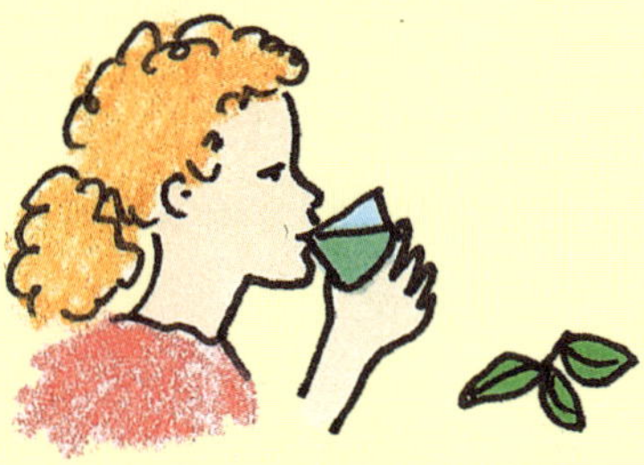

6. Finalizar con un enjuague de menta natural.

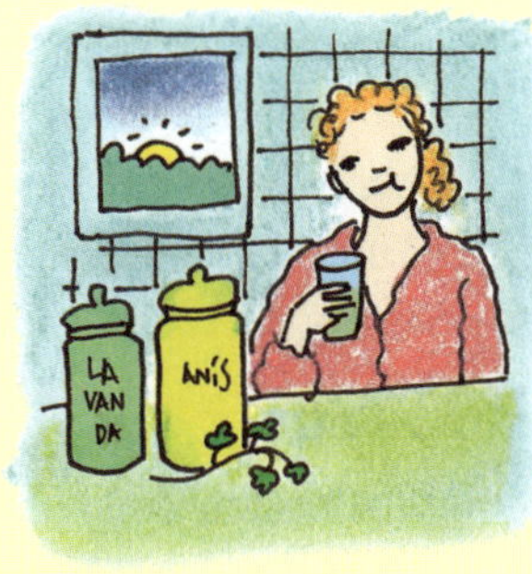

7. Este tratamiento puede completarse con un enjuague matinal para el mal sabor de boca o mal aliento con lavanda, anís, o puede masticar lentamente un ramito de perejil.

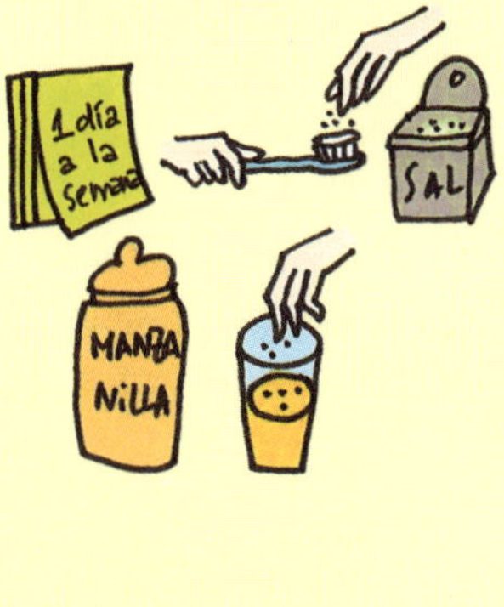

8. Una vez a la semana hacer una de las dos limpiezas con sal aplicada sobre el dentífrico, combinado con unas gárgaras de sal diluida en un vaso de manzanilla tibia. Otro día puede realizarse un lavado con bicarbonato aplicado al dentífrico.

Falta de concentración y poca memoria. Refuerzo vitamínico para el estudio

El exceso de incentivos visuales de nuestra sociedad y el consumo de programas televisivos sin disciplina visual provocan una falta de atención que repercute en una memoria poco retentiva. No es que la juventud sea más olvidadiza que en otras épocas, sino que tiene más cosas para recordar.

Se necesita: *frutos secos, zanahorias, tomate, naranjas, pomelos, melón, infusión de verónica.*

1. Se decía como broma estudiantil que los rabillos de pasas eran buenos para memorizar las lecciones. Ciertamente un suministro de frutos secos mientras se estudia es bueno para concentrarse.

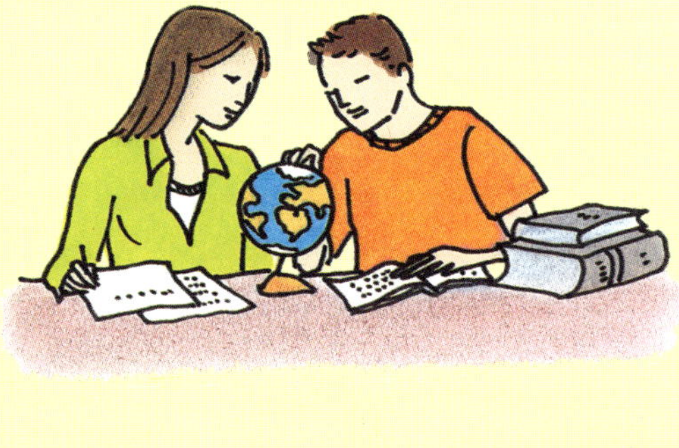

2. La alimentación durante el estudio debe ser ligera pero relajante. La ansiedad del estudio provoca necesidad de comer, por lo que ésta debe ser ligera. Huir de las barritas de chocolate y otros productos muy azucarados.

3. Una solución es masticar zanahorias crudas entre comidas, galletas integrales sin edulcorar o barritas de pan.

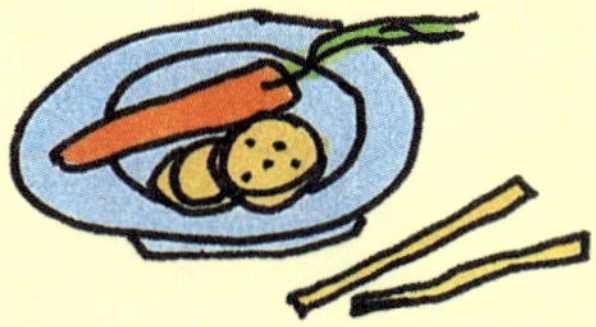

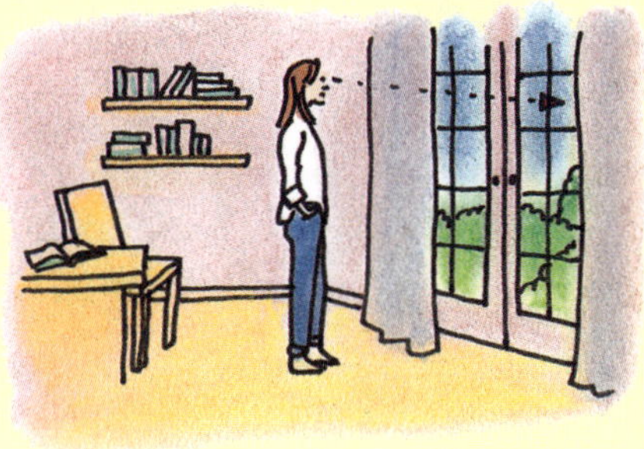

4. Cada media hora es útil levantarse del lugar de estudio y concentrarse en la contemplación de algo situado a unos diez metros de distancia.

5. También es útil realizar un ejercicio moderado como dar un corto paseo, una vuelta en bicicleta o una pequeña sesión de «jogging» sin excesos.

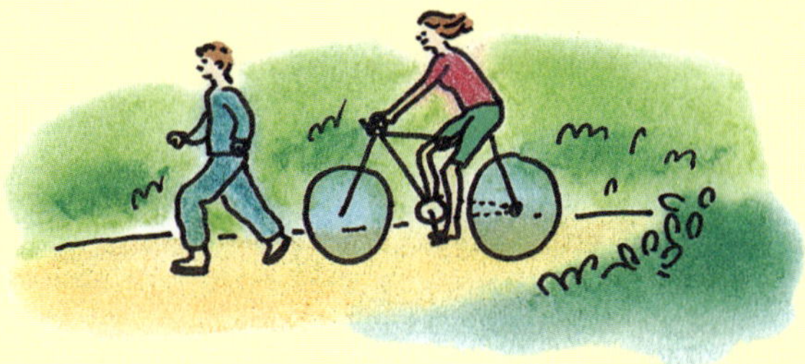

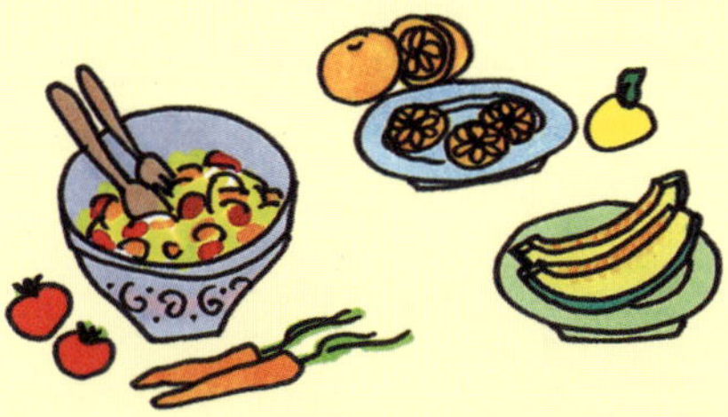

6. La dieta de la comida principal puede ir acompañada de ensaladas con zanahorias y tomate, postres con naranjas, pomelos o melón.

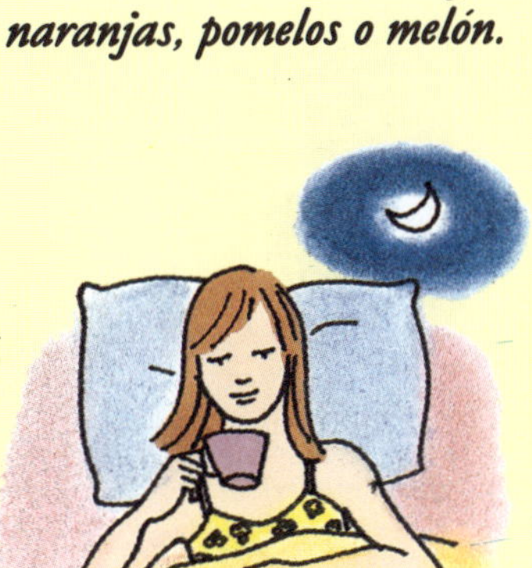

7. Durante el período de estudio el descanso es una buena ocasión para tomar una infusión de verónica. Llevar un cuarto de litro de agua hasta el punto de ebullición, apagar el fuego y añadir una cucharada de verónica, dejar reposar un minuto y colar. Tomar a sorbos una taza antes de dormirse.

Excesiva utilización del ordenador

La informática no es únicamente una de las más importantes asignaturas de la educación infantil, sino que el ordenador es una herramienta imprescindible que le acompañará toda la vida. Un amigo peligroso del que no se han calibrado aún los efectos sobre la vista.

Se necesita: *aceite de manzanilla, esencia de árnica.*

1. *Mantener la vista a una distancia mínima de medio metro. Se pueden comer zanahorias mientras se trabaja pues resultan buenas para la visión por los betacarotenos que contienen y, además, mediante la masticación se mueven las mandíbulas y todos los músculos de la cara previniendo las migrañas.*

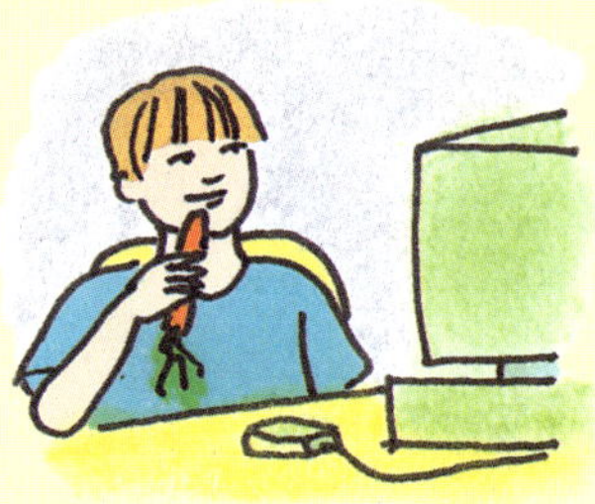

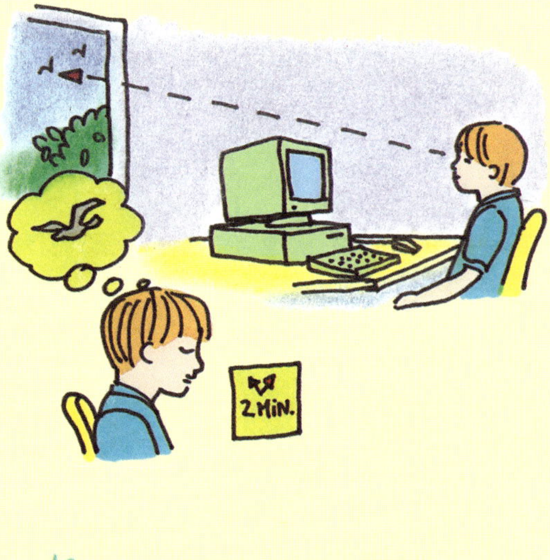

2. *Parar cada media hora y realizar unos sencillos ejercicios visuales. Levantar la mirada de la pantalla y situarla sobre un objeto situado a varios metros, cerrar los ojos y dibujarlo con la imaginación. Mantener los ojos cerrados durante dos minutos.*

3. *Si la jornada de trabajo ha sido larga, ayudarse con un pequeño masaje. Untar los dedos índice y medio en aceite de manzanilla. Colocarlos sobre la frente y avanzar suavemente desde el centro hasta los extremos. Al llegar a las sienes, seguir un movimiento circular en forma de espiral hacia el centro. Invierta la operación y repita tres veces.*

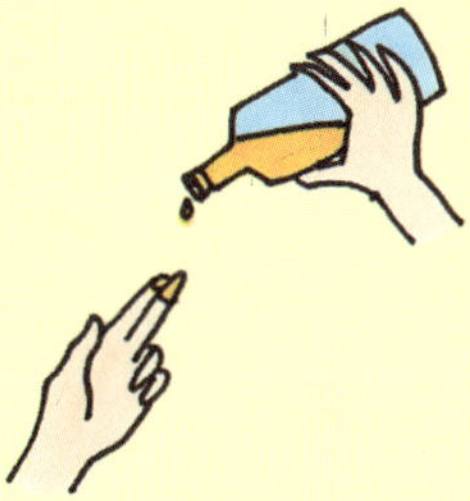

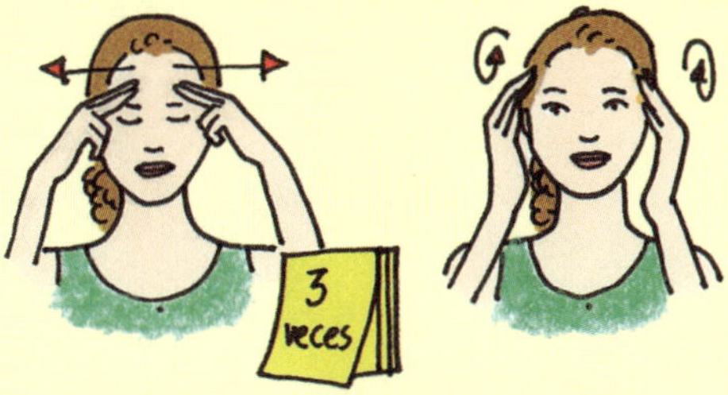

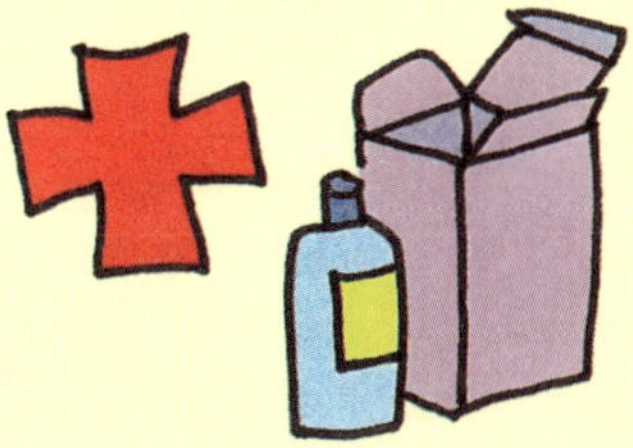

4. *Si las molestias continúan –si se trata de fuertes dolores de cabeza–, consulte a un especialista. En época de evaluaciones y exámenes puede aplicarse un emplasto de árnica.*

5. *Diluir el contenido de esencia o extracto de árnica (que se puede comprar en la farmacia) en el triple de la cantidad de agua que esté tibia. Si no, calentar un momento y extender sobre un trapo limpio.*

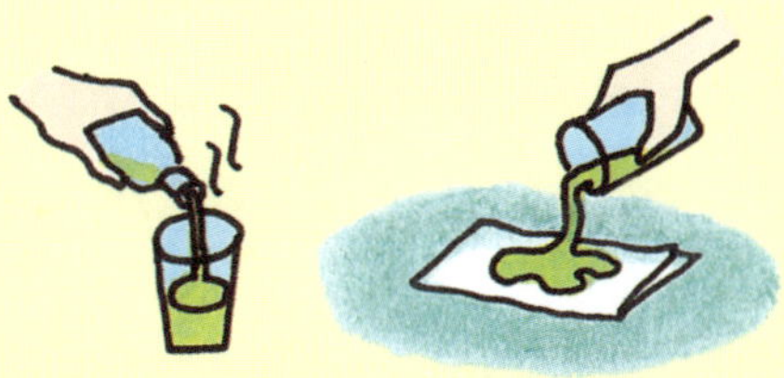

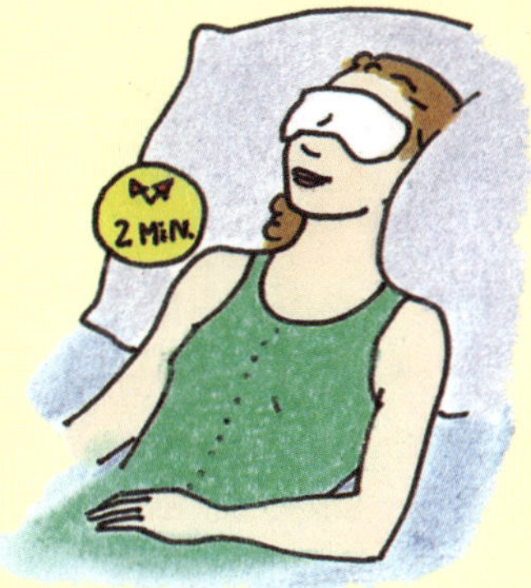

6. *Tumbarse o recostarse con la cabeza sobre una almohada y la frente despejada de cabello. Situar este emplasto sobre los ojos bien cerrados. Mantenerse así dos minutos. Si luego aparece el sueño sacar el emplasto y reposar en un ambiente de luz tenue.*

Un remedio de espino albar para calmar la ansiedad ante los exámenes

Una de las mezclas más explosivas y antinaturales es la que consiste en utilizar excitantes como el café para mantenerse despierto en las horas de estudio y utilizar calmantes al entrar en la sala donde se efectúa el test. El remedio de la abuela combina el tónico necesario para afrontar el ejercicio y el relajante para no sufrir la angustia ante la convocatoria de la prueba.

Se necesita: *flores u hojas de espino albar, poleo, lavanda, melisa, tila, manzanilla, hinojo o anís, verbena, valeriana.*

1. *No interrumpir todas las actividades. El ejercicio físico o un día de excursión deteniendo la preparación de los exámenes, es en realidad una recuperación de fuerzas. Lo mismo que el sueño reparador antes de una buena jornada de estudio.*

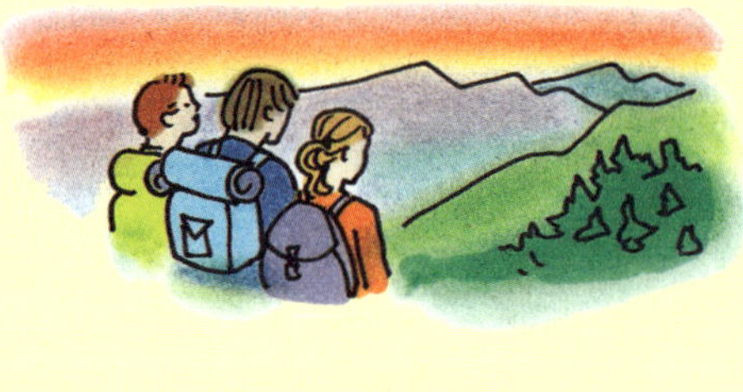

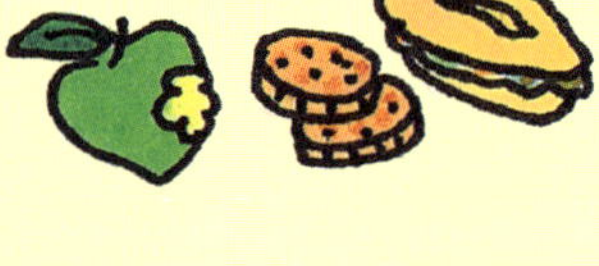

2. *Sustituir el café por pequeños aperitivos de galletas, fruta o pequeños bocadillos. Muchas veces, la ansiedad viene de una alimentación mal regulada, del exceso de chocolate que es un excitante.*

3. *Evitar los calmantes para dormir después de una jornada de estudio y, aún más, antes del examen, ya que reducen las facultades mentales o dan una falsa sensación de optimismo que no se corresponde con la realidad.*

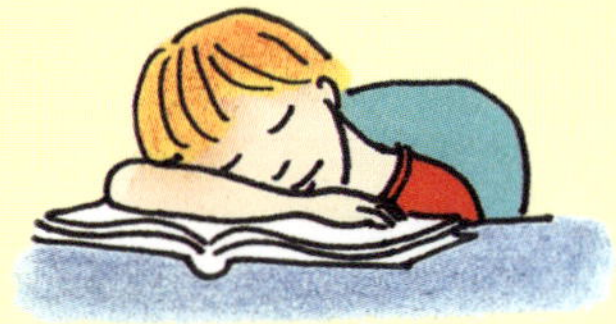

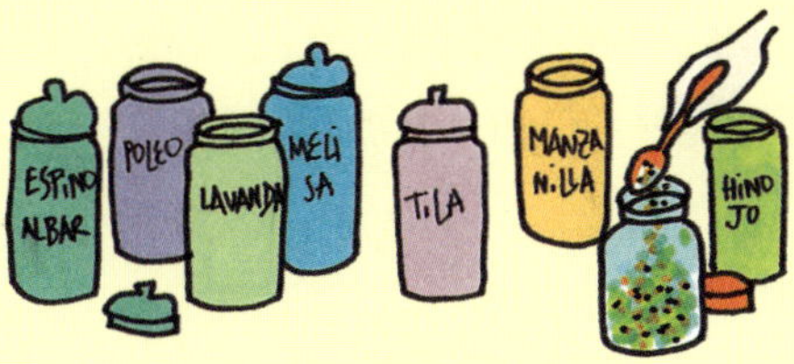

4. *Una solución es preparar una cucharada de flores u hojas de espino albar, una de poleo, una de lavanda, una de melisa, una de tila, una de manzanilla y una de hinojo o anís (de esta última se puede poner más cantidad si es del gusto de la persona que lo va a tomar). Mezclar en un bote de cristal.*

5. *Calentar dos litros de agua hasta el punto de ebullición, apagar el fuego y dejar reposar. Añadir esta composición tapando la olla cinco minutos. Servir una taza.*

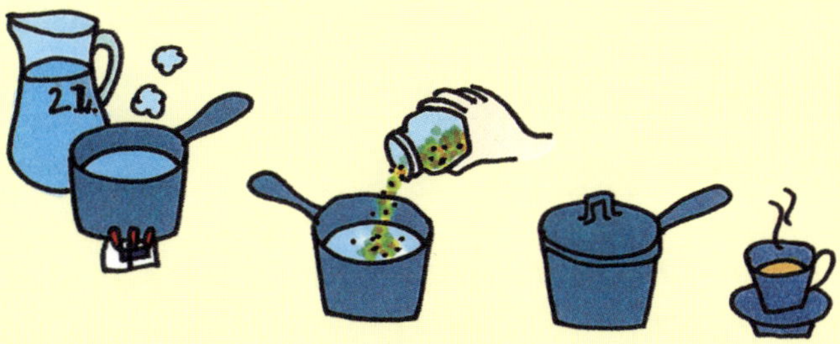

6. *Seguir tomando esta infusión antes de cada comida. Dura entre uno y dos días.*

7. *Durante el estudio tomar infusiones de verbena o de poleo menta que son tonificantes y ayudan a tener un momento de reposo antes de continuar la labor.*

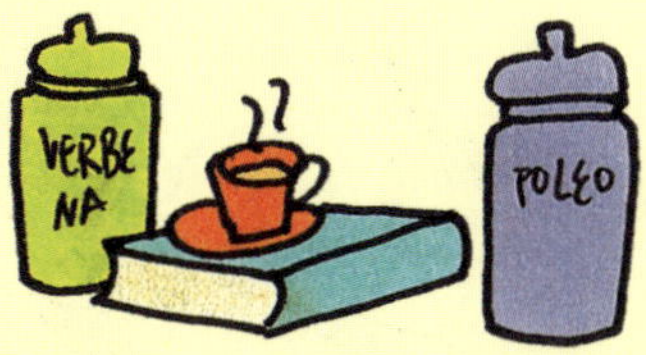

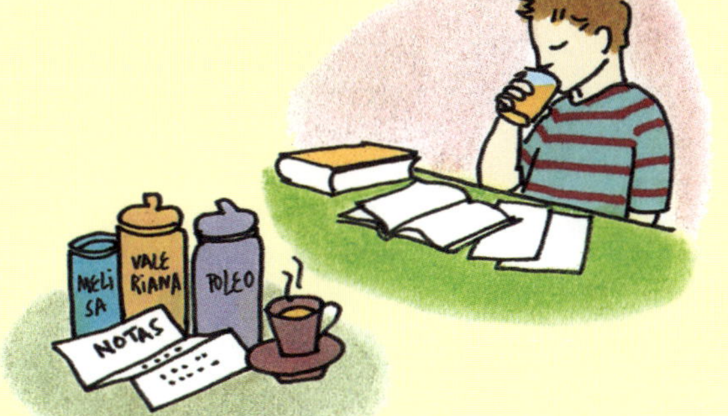

8. *Después del examen, tomar una infusión de melisa, valeriana y poleo antes del descanso.*

Fatiga después del deporte

Las agujetas son un producto de la falta de práctica en el deporte. Los calambres y el dolor de músculos vienen también por la situación de tensión que plantean determinados ejercicios.

Se necesita: ***clara de huevo, dos limones, azúcar integral, lavanda, valeriana, melisa, manzanilla, menta, anís, regaliz.***

1. ***Practicar ejercicios de distensión muscular y estiramientos es una buena cosa para relajarse y recuperarse del esfuerzo.***

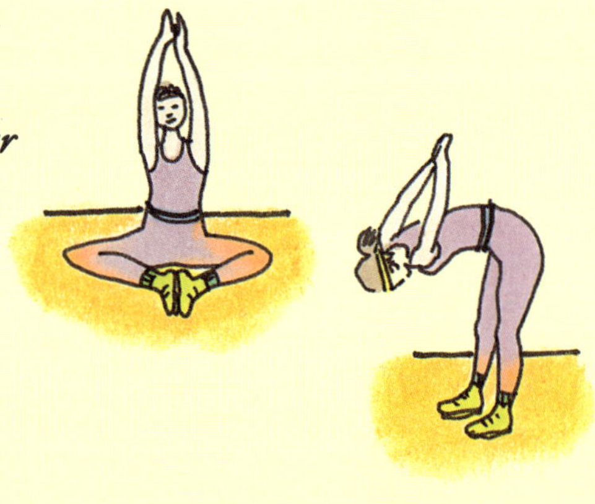

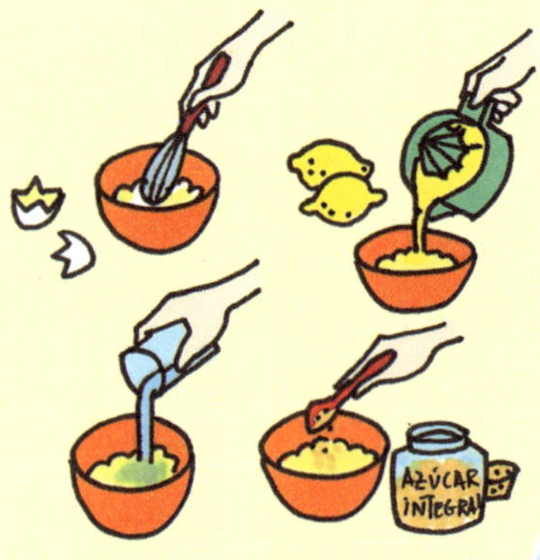

2. ***Batir una clara de huevo hasta punto de nieve, unir con el jugo de dos limones y la misma cantidad de agua. Se edulcora levemente con azúcar integral y se sirve frío o con unos cubitos de hielo.***

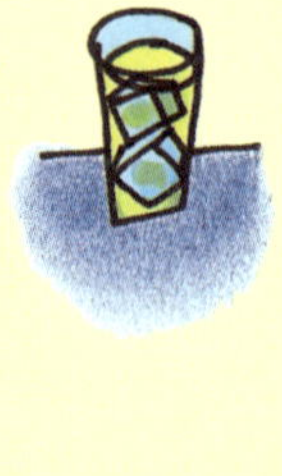

3. *La comida del deportista debe ser rica en proteínas y vitaminas, no debe excluir las grasas pero sí evitar los fritos. Uno de los platos ha de ser una buena ensalada o un plato de verduras cocidas.*

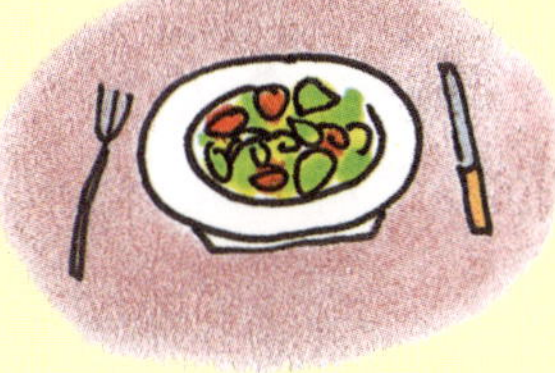

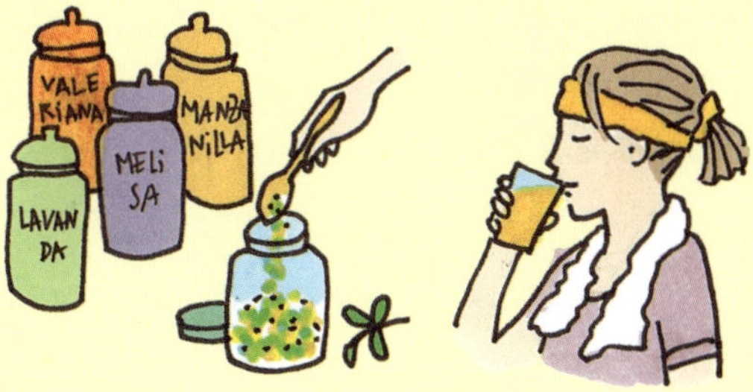

4. *Una infusión para después de la comida y antes de un rato de reposo (si este se hace después del deporte, también puede tomarse aunque no se haya comido) es una cucharadita de lavanda, una pequeña de valeriana, una de melisa y una de manzanilla. Añadir menta, anís o regaliz.*

5. *Llevar un litro de agua hasta el punto de ebullición, apagar el fuego y dejar reposar un momento. Introducir los ingredientes, tapar y dejar cinco minutos.*

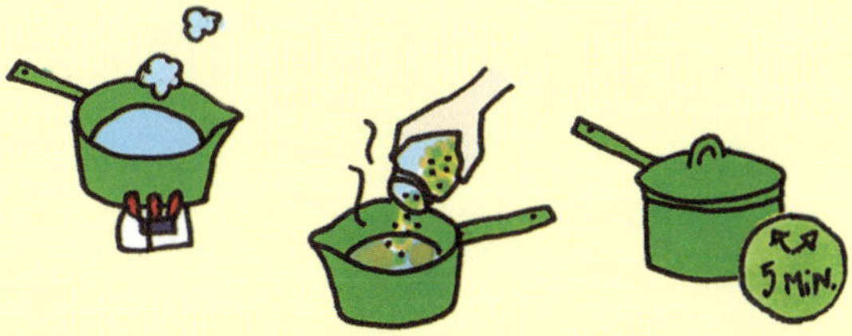

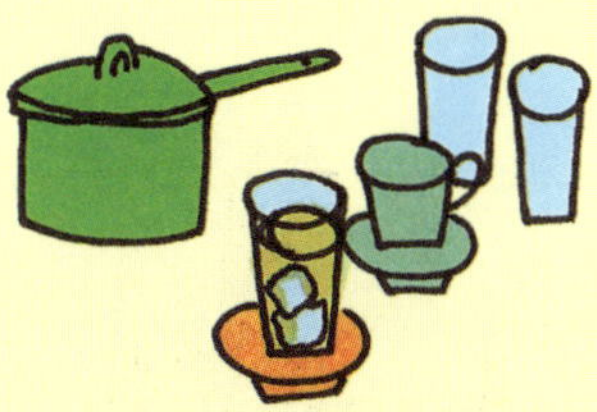

6. *Utilizar esta composición para cuatro infusiones que pueden tomarse después de cada comida o, frías, en cualquier momento que se tenga sed.*

7. *Para recuperar los músculos sobreexcitados se practica un ejercicio en posición horizontal: imaginar que una piedra va pasando por todas las partes del cuerpo, rodillas, punta de los dedos, codos, luego sigue rodando desde las rodillas hasta el pubis, desde los codos hasta los hombros. Posteriormente, sigue por el vientre o la espalda, si se está boca abajo, pasa por toda la columna vertebral hasta el cuello. Repetir la operación a la inversa.*

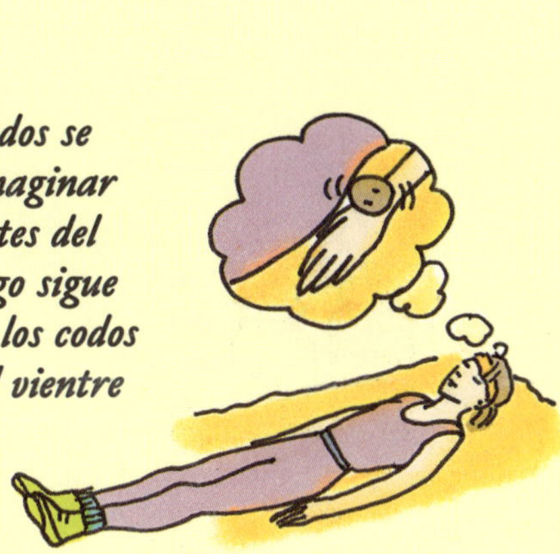

Remedio preventivo para las alergias primaverales

Las alergias son una reacción del organismo a la presencia de un cuerpo extraño produciendo unas defensas innecesarias y dañinas para el propio organismo. Cada persona alérgica lo es de algo concreto, pero muchas veces es difícil encontrar la causa. El consejo de un especialista ayudará en la búsqueda e identificación del factor alergeno. Este remedio es sólo preventivo.

Se necesita: ***tomillo, orégano, albahaca, trinitaria, jugo de col o cebolla.***

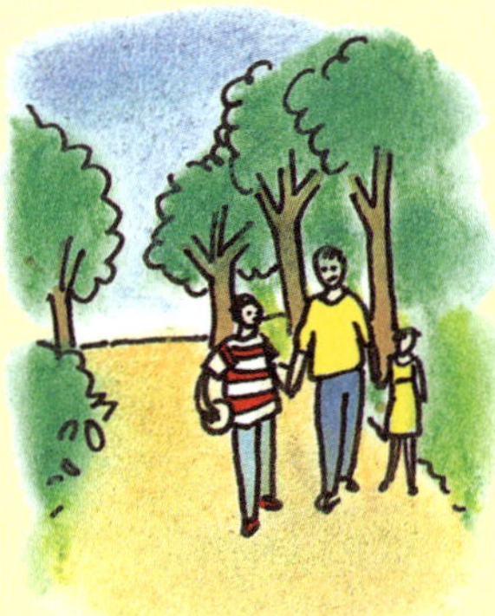

1. ***Para superar las alergias es bueno hacer deporte, mantener una buena dieta y salir al campo con frecuencia. Los alergenos influyen en personas cansadas, nerviosas, afectadas de estrés, pasando una crisis personal... Pero también en jóvenes que al entrar en la pubertad sufren cambios hormonales que afectan a su físico y a su personalidad.***

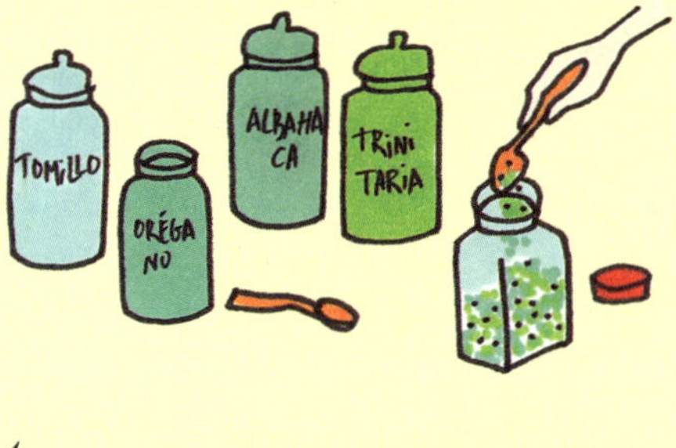

2. ***Juntar en un recipiente los siguientes ingredientes: una cucharada de tomillo, una de orégano, una de albahaca y una de trinitaria.***

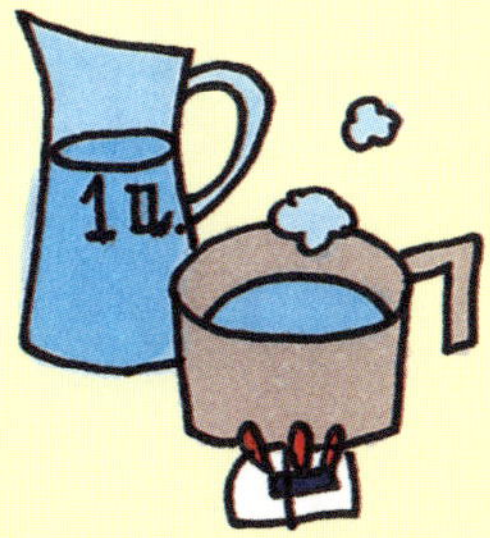

3. ***Llevar un litro de agua hasta el punto de ebullición, apagar el fuego y dejar reposar un minuto. Añadir el tomillo, el orégano, la albahaca y la trinitaria. Tapar y esperar cinco minutos antes de colar.***

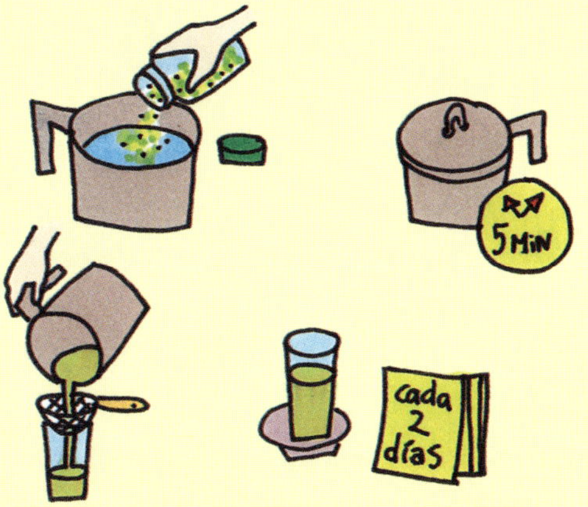

4. ***Beber antes de cada una de las comidas. Repetir cada dos días durante una semana. En caso de que el joven no acepte la infusión puede hacerse una comida que tenga salsa de tomate y añadir, después de frito, una pizca de orégano, tomillo y albahaca.***

5. ***Los ejercicios de respiración, la práctica del deporte y las excursiones son también un remedio preventivo para las alergias.***

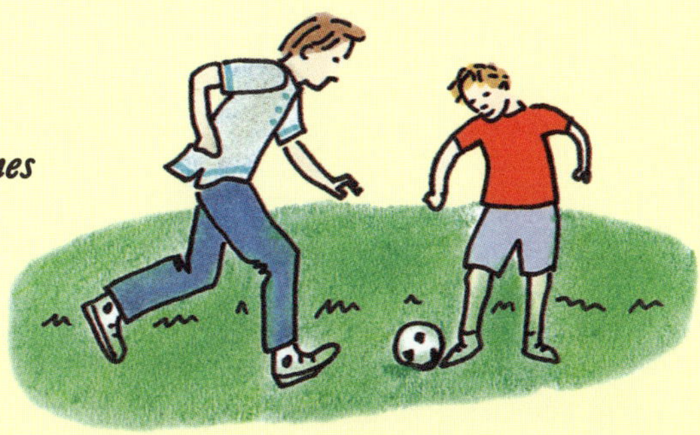

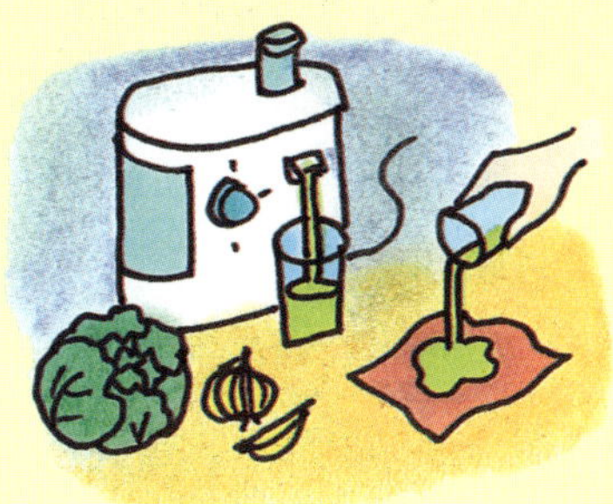

6. ***Cuando después de una excursión al campo se observen rojeces en la piel, puede fabricarse un emplasto rápido para las urticarias con jugo de col o cebolla aplicado directamente sobre la zona enrojecida. Es un remedio eficaz antes de ir al especialista.***

Melisa y menta para calmar las molestias en el crecimiento de los pechos

Sobre los doce años y antes de la pubertad comienza a producirse en el organismo un cambio físico que, muchas veces, va acompañado de sensaciones difíciles de definir por la niña y que pueden incluso resultarle molestas.

Se necesita: *melisa, menta, malvavisco, toronjil, anís, zanahoria, col, pan integral, carne roja, patata, cereales integrales, infusión de ortiga, aceite de semillas de hierba del asno, aguacate, yogur, aceite de manzanilla.*

1. *La explicación de la madre, la preparación para la pubertad y la naturalidad son los mejores remedios para los pequeños males y angustias de este período.*

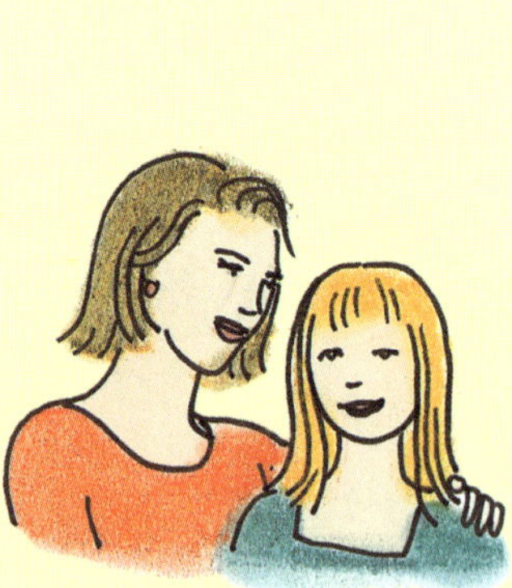

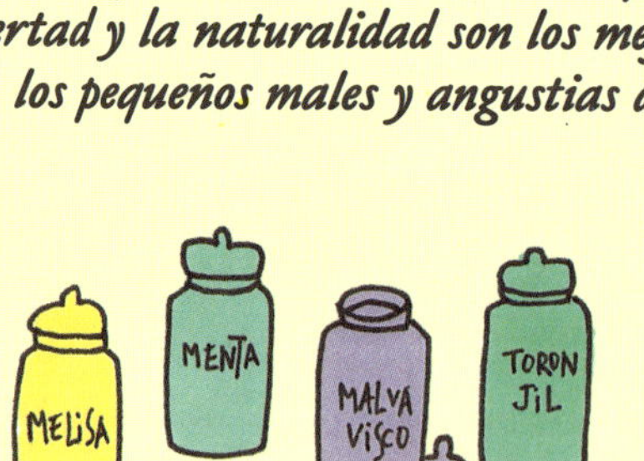

2. *Para calmar las molestias en el crecimiento de los pechos, preparar una infusión de melisa, menta, malvavisco y toronjil. Añadir buen sabor con menta o anís.*

3. Llevar un litro de agua hasta el punto de ebullición, apagar el fuego y dejar reposar un minuto. Añadir una cucharada de una composición realizada previamente a partes iguales. Tapar y esperar cinco minutos antes de colar. Beber esta infusión antes de la comida principal del día o antes de dormir. Repetir durante dos semanas.

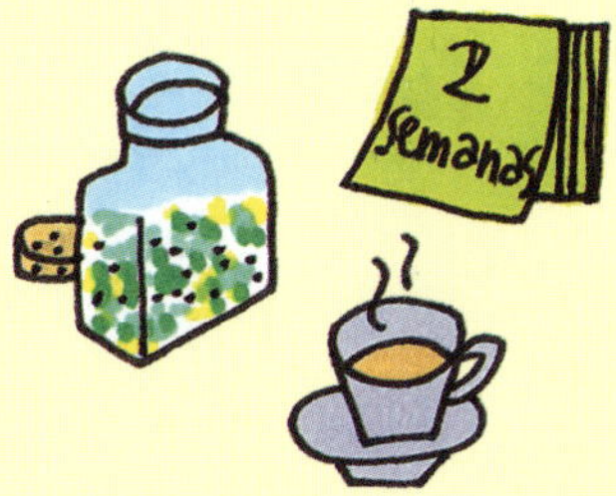

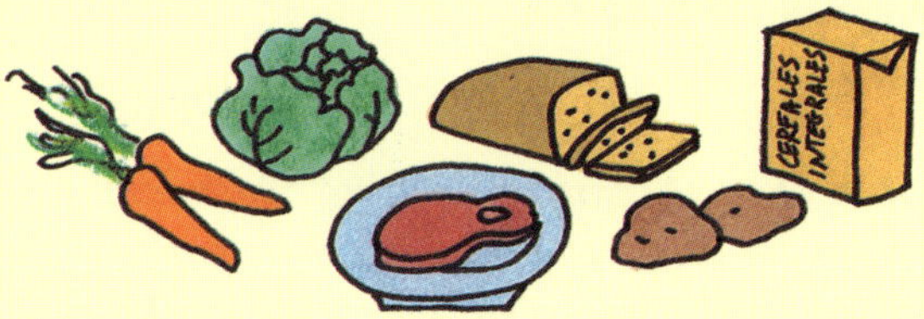

4. Preparar una dieta con zanahoria, col, pan integral, carne roja, patata o cereales integrales.

5. Hacer una infusión de ortiga a la que se añade una gota de aceite de semillas de hierba del asno. Preparar agua hasta el punto de ebullición, apagar el fuego y dejar reposar un minuto. Añadir una cucharada pequeña de ortiga y dos gotas de aceite de hierba del asno.

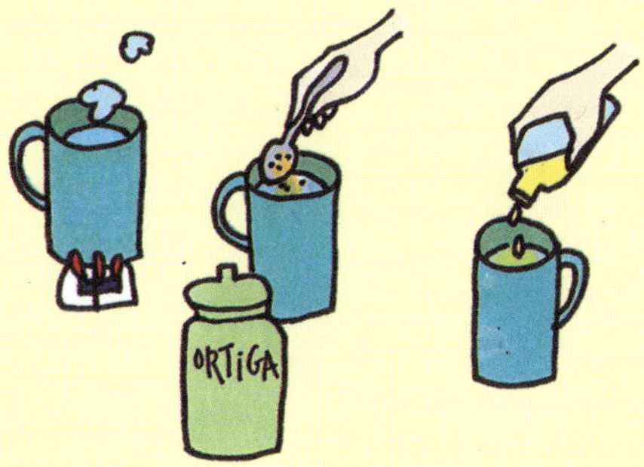

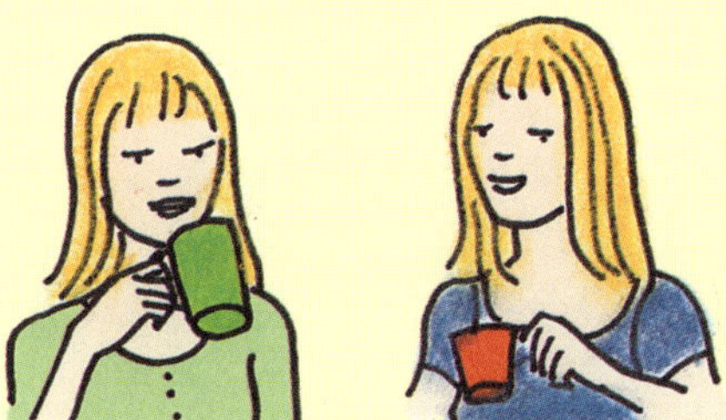

6. Dejar reposar y beber a pequeños sorbos. Se puede alternar con la infusión anteriormente descrita.

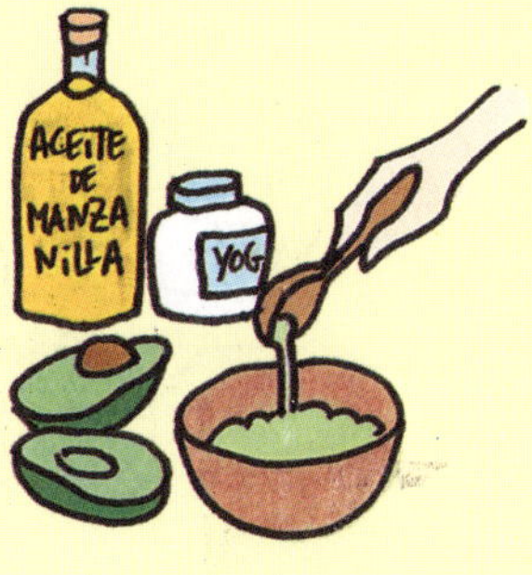

7. En caso de sufrir molestias, puede aplicarse un masaje suave en la zona. Mientras se bebe la infusión, pasar por los pechos una solución realizada previamente con un aguacate, un yogur y tres cucharadas de aceite de manzanilla.

Una infusión calmante en las primeras menstruaciones

La edad de la primera menstruación, su carácter y el comienzo de una periodicidad varía según la niña. Una preparación previa, la naturalidad con que los padres expliquen estos hechos para afrontar una nueva etapa de la vida, serán fundamentales a la hora de la primera menstruación.

Se necesita: *pie de león, anís, manzanilla, valeriana, pasionaria, toronjil, salvia. Para la compresa: hojas de abedul, pasionaria y valeriana.*

1. *Evitar el alcohol como solución a los dolores.*

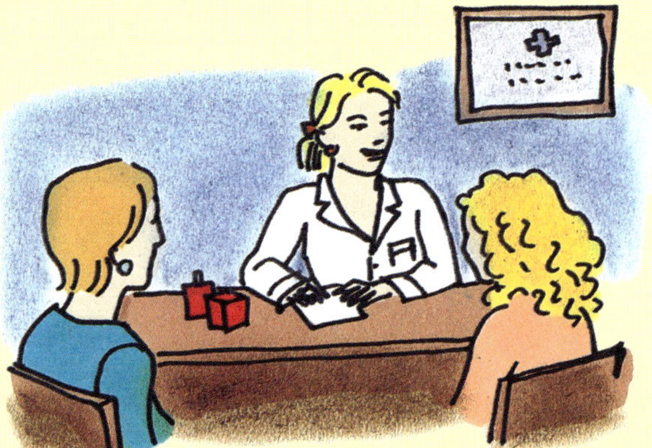

2. *Evitar los calmantes si no es por exclusiva prescripción facultativa. Intentar que sea ésta la última solución, ya que crean adicción psicológica.*

3. **Preparar una infusión de pie de león alternada con otra calmante de anís, manzanilla, valeriana, pasionaria, toronjil y salvia.**

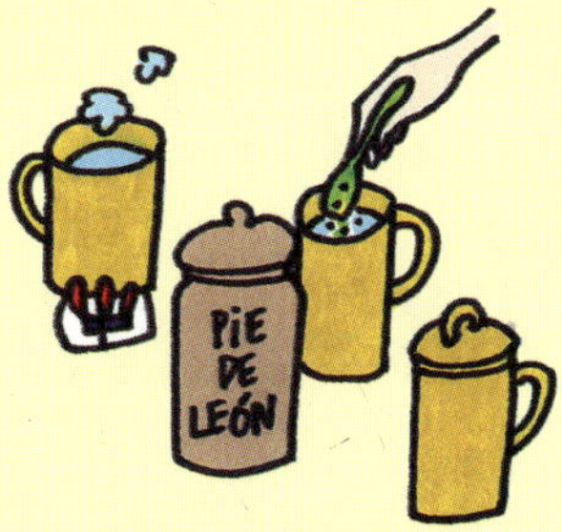

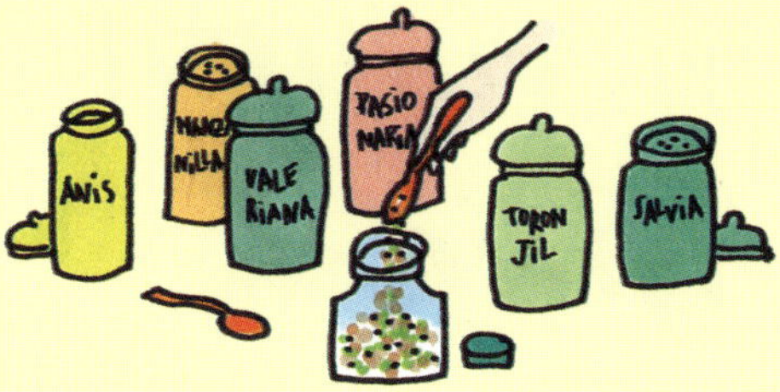

4. **Preparar agua hasta el punto de ebullición, apagar el fuego y dejar reposar un minuto. Añadir una cucharada de pie de león, tapar y dejar reposar cinco minutos. Beber a pequeños sorbos después de la comida principal.**

5. **Antes de dormir tomar una infusión de un compuesto formado a partes iguales por anís, manzanilla, valeriana, pasionaria, toronjil, salvia. Llevar un cuarto de litro de agua hasta el punto de ebullición, apagar el fuego, añadir una cucharada del compuesto, tapar y dejar reposar cinco minutos. Beber a pequeños sorbos.**

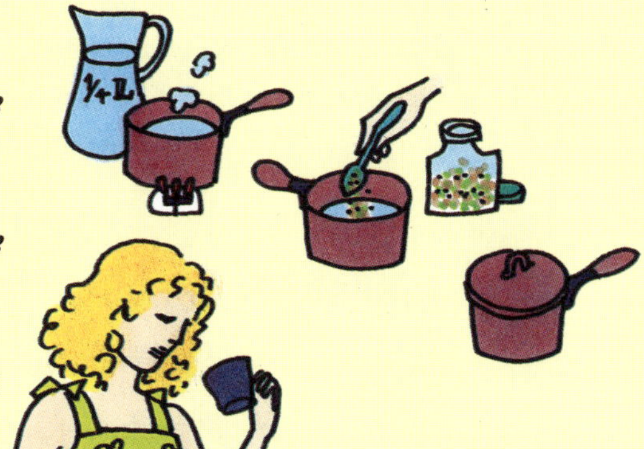

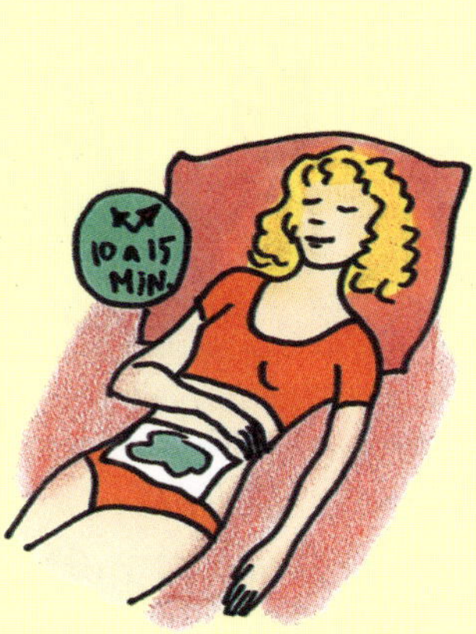

6. **Mientras se está recostada colocar sobre el vientre una compresa formada por hojas de abedul, pasionaria y valeriana. Hacer una decocción con estas hierbas (dos cucharadas de cada una de ellas), vertida sobre un trapo limpio que se coloca cuando se encuentre tibio sobre la zona superior al pubis. Dejar un cuarto de hora o hasta que sea molesto por encontrarse frío.**

Un desayuno para la inapetencia juvenil en períodos de crecimiento y convalecencia

Durante la adolescencia hay períodos de cambio hormonal y de crecimiento que van acompañados de una falta de apetito. El final de determinadas enfermedades, la etapa de la convalecencia, muchas veces se conjunta con estas crisis emocionales. Un remedio es incentivar el apetito por medios naturales y la mejor hora para controlarlo es el desayuno.

Se necesita: naranja, melocotón, apio, fresas, clavo, laurel molido. Para la infusión del desayuno: rizoma de cálamo aromático, menta. Para el baño y la infusión: hipérico, salvia, manzanilla, menta, angélica, romero, lavanda, consuelda.

1. Preparar un jugo cuyos componentes sean una naranja o un melocotón (según el tiempo), un trozo pequeño de apio, tres fresas, un clavo y media cucharadita de laurel molido.

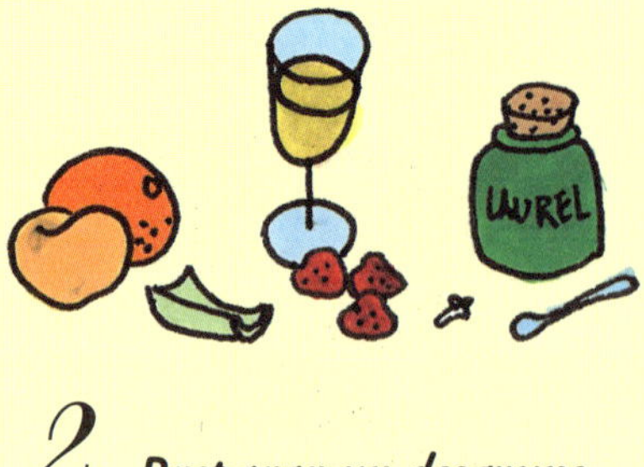

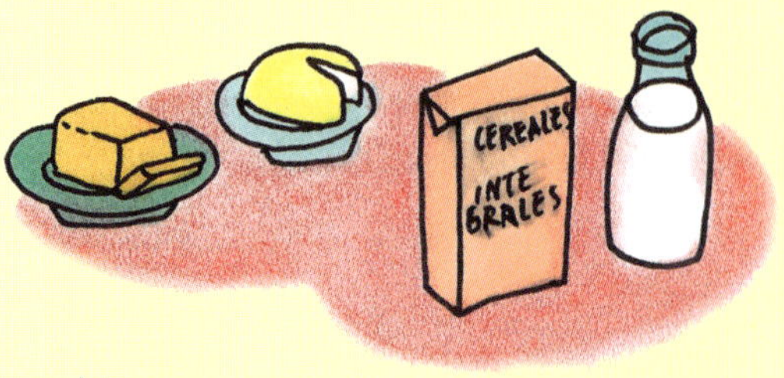

2. Preparar un desayuno de membrillo cubierto de queso fresco, cereales integrales y leche.

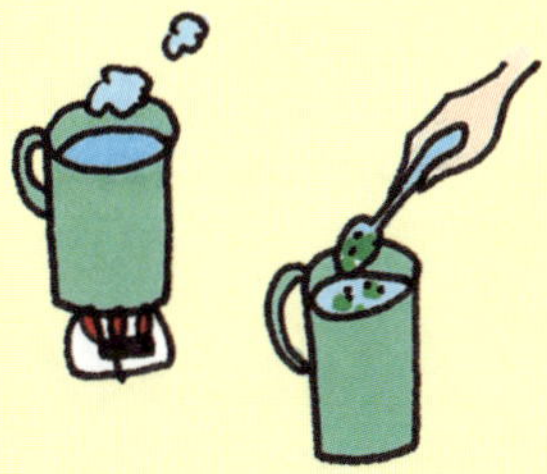

3. Llevar agua (un vaso grande) hasta el punto de ebullición, apagar el fuego y añadir una cucharadita de rizoma de cálamo aromático y otra de menta. Tomar tibio al final del desayuno.

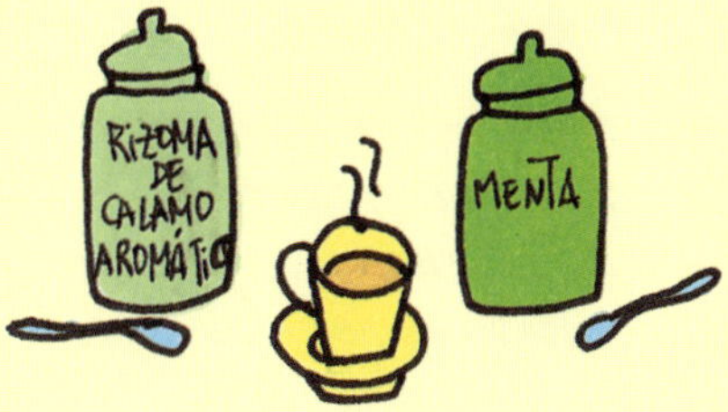

4. A continuación puede tomarse un baño y una infusión que tenga los mismos componentes para lograr una cocción externa e interna.

5. Realizar una composición con estos ingredientes: hipérico, salvia, manzanilla, menta, angélica, romero, lavanda y consuelda, a partes iguales. Llevar agua hasta el punto de ebullición, apagar el fuego y echar una cucharada de la composición. Dejar reposar.

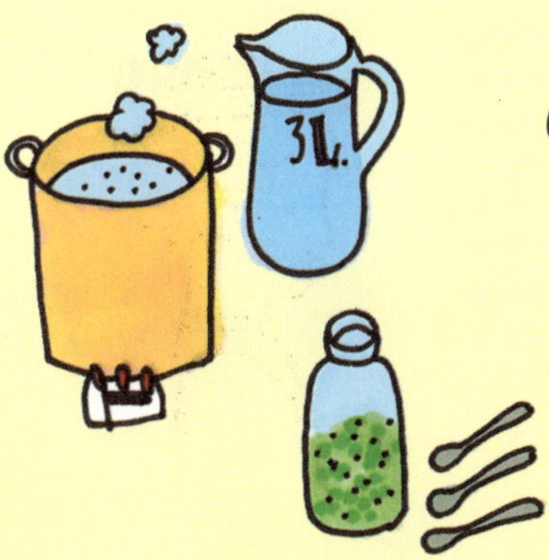

6. Para el baño, calentar tres litros de agua hasta el punto de ebullición. Añadir tres cucharadas de hipérico, tres de salvia, tres de manzanilla, tres de menta, tres de angélica, tres de romero, tres de lavanda y tres de consuelda.

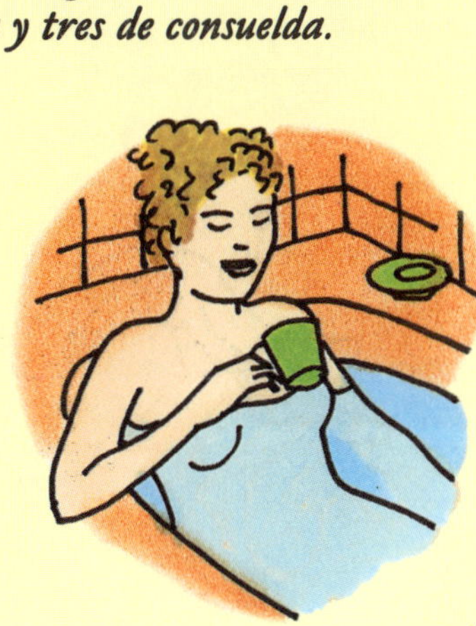

7. Colar y añadir al baño que durará entre quince minutos y media hora. Beber la infusión mientras se está en la bañera a pequeños sorbos. Este baño se debe realizar después del desayuno o antes de la cena. En ningún caso salir a la calle inmediatamente después de tomarlo.

Remedios y soluciones para no andar encorvado

El crecimiento desacompasado y rápido hace que el cuerpo parezca incontrolado en la llamada «edad del pavo» –por el andar un poco bobalicón y desafiante que adopta el muchacho o la muchacha–. Una de las consecuencias más determinantes y peligrosas para el futuro desarrollo corporal es la costumbre de encorvarse por comodidad para andar.

Se necesita: *leche entera o descremada, yogur natural, quesos frescos de cabra o fermentados (enmental y parmesano), espinacas, frutos secos, higos secos, almendras.*

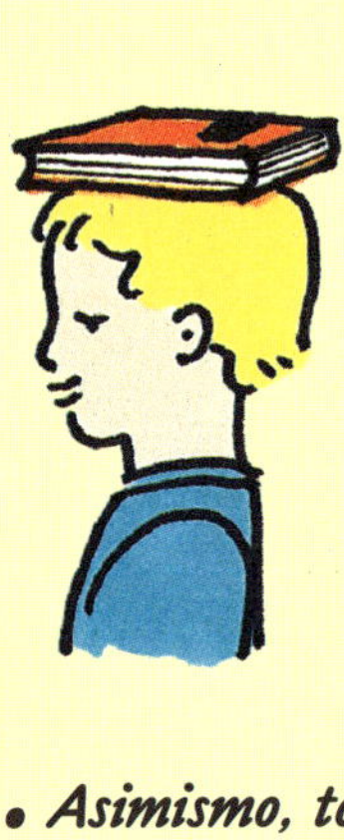

1. El viejo método de los libros en la cabeza no está tan lejos de las nuevas gimnasias para mantener la espalda recta. Un ejercicio para disciplinar el cuerpo puede ser llevar un libro o cualquier otro objeto sobre la cabeza por el pasillo de casa intentando que no se caiga. Este juego puede repetirse todos los días entre cinco y diez veces.

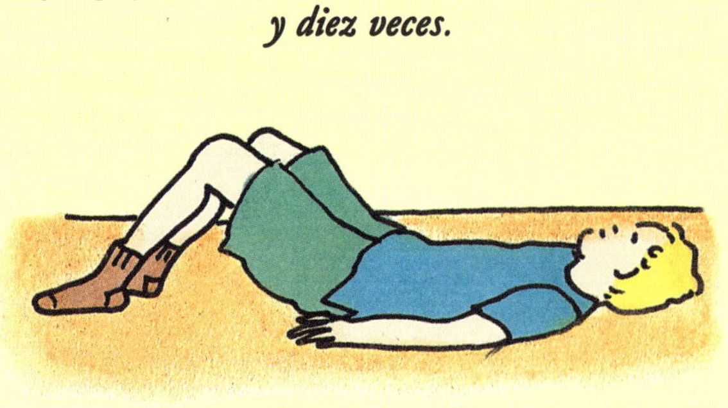

2. Asimismo, todas las posturas de descanso del yoga acompañadas de ejercicios respiratorios son muy recomendables para disciplinar la posición de la espalda.

3. La cama no debe tener un colchón muy blando ni las almohadas deben ser excesivamente elevadas.

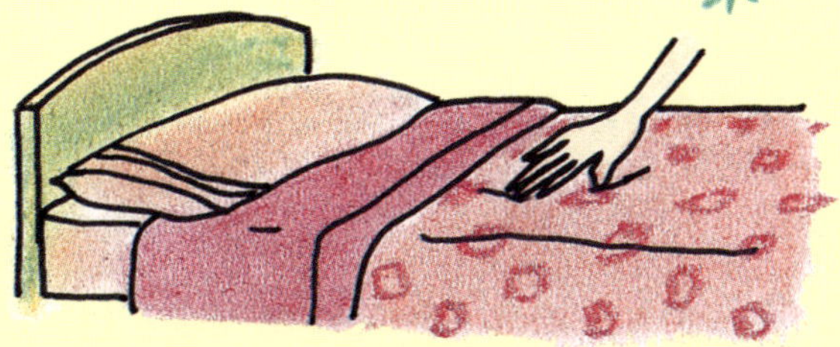

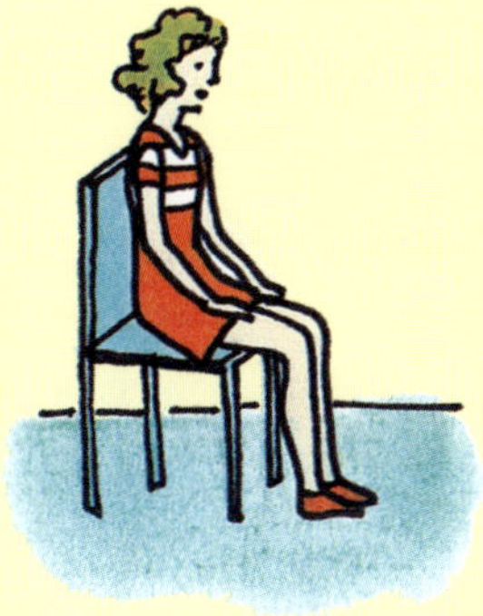

4. Sentarse correctamente es una de las disciplinas más difíciles de aprender. La televisión es la culpable muchas veces de que los jóvenes, inmóviles durante largos espacios de tiempo para contemplarla, adopten posturas que son perjudiciales para la columna vertebral.

5. Es bueno tomar leche entera o decremada, yogur natural, quesos frescos de cabra o fermentados (emmental y parmesano, sobre todo). Entre las verduras destacan las espinacas y entre los frutos secos los higos y las almendras.

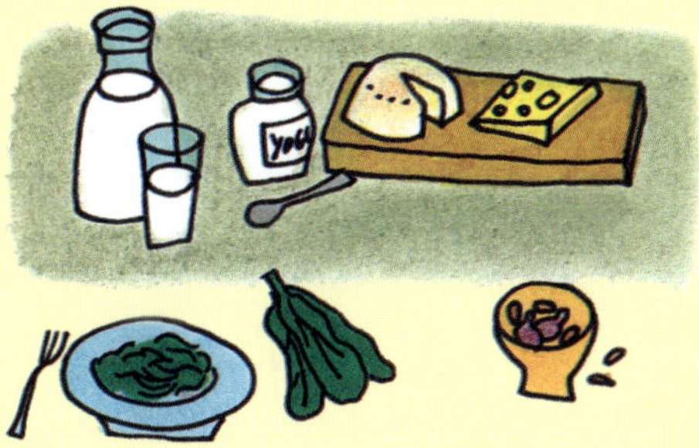

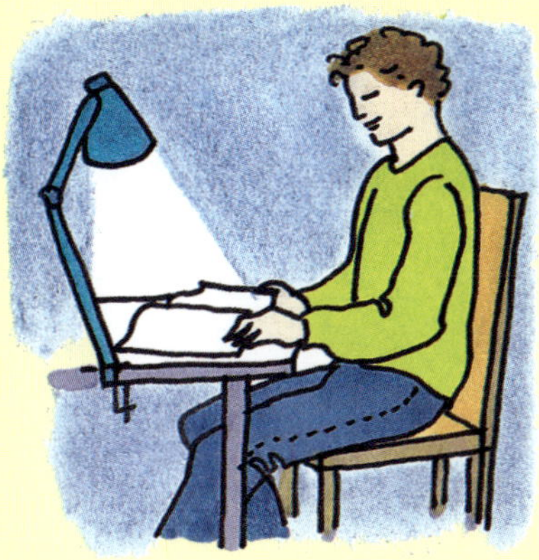

6. Cuidar la postura que se adopta frente al ordenador y al estudiar. La mesa debe estar a la altura de las primeras costillas flotantes, los libros a medio metro como mínimo de los ojos, la lámpara debe iluminar la zona de trabajo, sin deslumbrar al lector, y la silla es mejor que sea de asiento duro.

Un baño para combatir la depresión sentimental y la inapetencia en la pubertad

Muchas veces la depresión no es sólo producto de las típicas desavenencias sentimentales de la edad o de la búsqueda de una identidad propia, sino de la alimentación deficiente, que en esta edad se convierte en habitual. Comer mucho no significa comer bien, y la anemia puede estar unida a una alimentación excesiva pero insana.

Se necesita: *un baño de salvia, valeriana, melisa, hojas de eucalipto, pétalos de rosa, un poco de hinojo o lavanda o sales aromáticas, menta.*

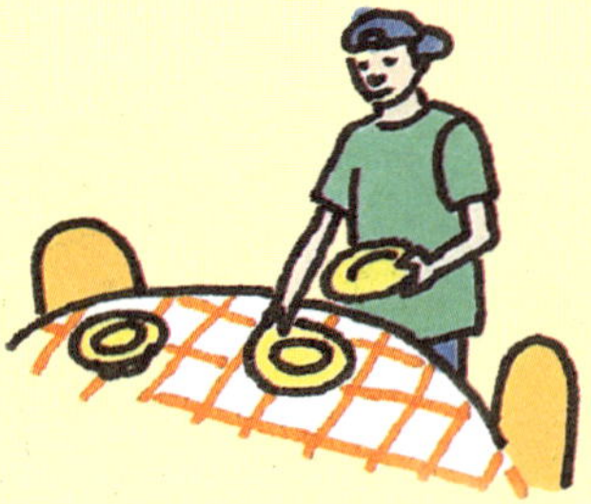

1. *Conceder a los jóvenes responsabilidades y obligaciones cotidianas es una de las mejores soluciones para esta depresión circunstancial de la adolescencia.*

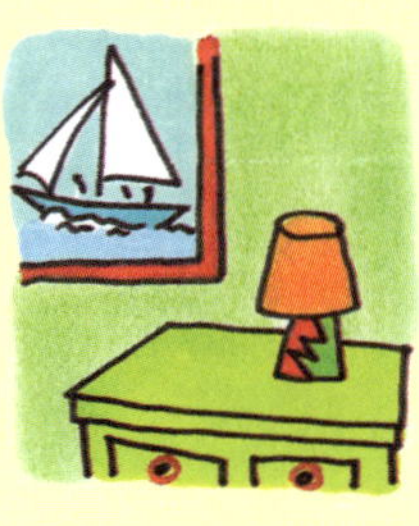

2. *Para alterar la apatía de ciertos periodos es bueno forzar en el joven el arreglo de su cuarto y el cambio de decoración si le desagrada la que hay.*

3. Muchas veces una depresión viene de una mala dieta alimenticia provocada tanto por los desarreglos propios de los estudiantes como por la edad del crecimiento y el cambio hormonal que provoca la pubertad.

4. Evitar las dietas adelgazantes. Pueden resultar nocivas.

5. Llevar tres litros de agua hasta el punto de ebullición, apagar el fuego y añadir siete cucharadas soperas de salvia, cinco de melisa y dos de valeriana. Añadir hojas de eucalipto o pétalos de rosa. Tapar y dejar reposar durante cinco minutos.

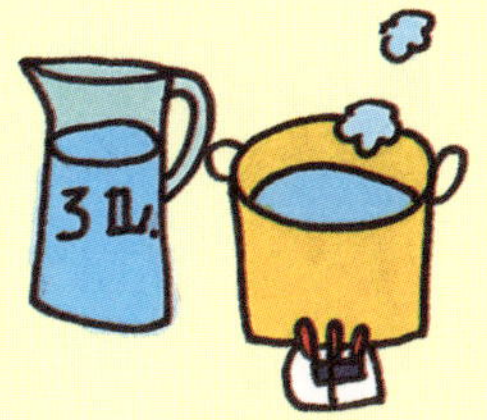

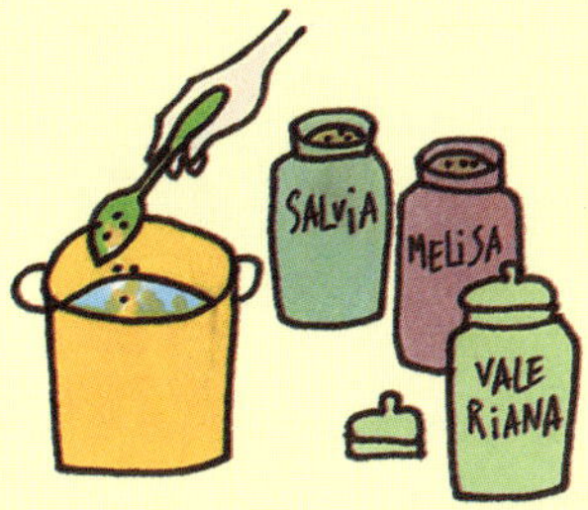

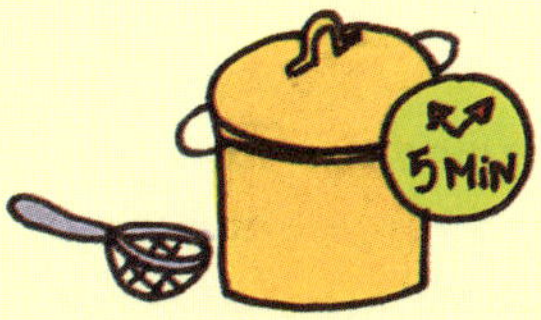

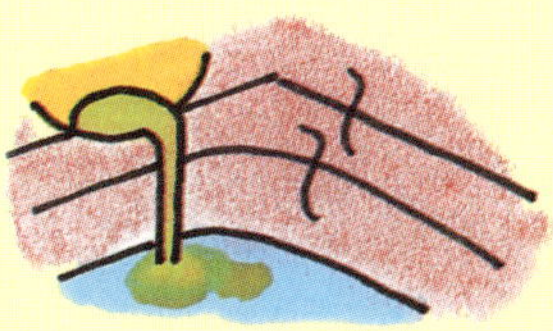

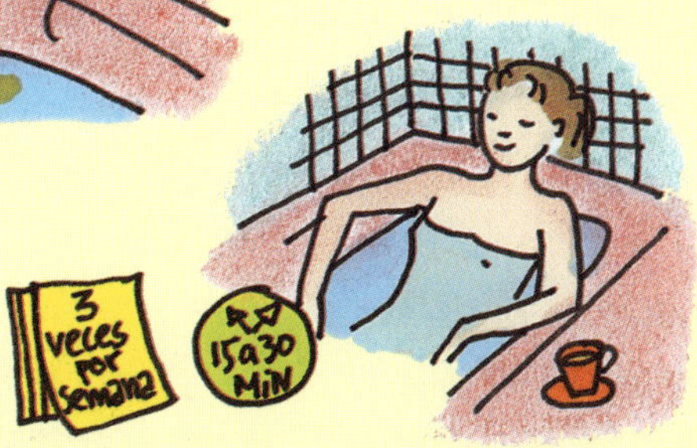

6. Mientras se llena el baño con agua bien caliente echar este compuesto después de colarlo y, para evitar el fuerte olor de valeriana, añadir un poco de hinojo o lavanda, o sales aromáticas. El baño debe durar un máximo de media hora y no menos de quince minutos.

7. Durante el baño tomar una infusión de melisa y menta muy caliente a pequeños sorbos.

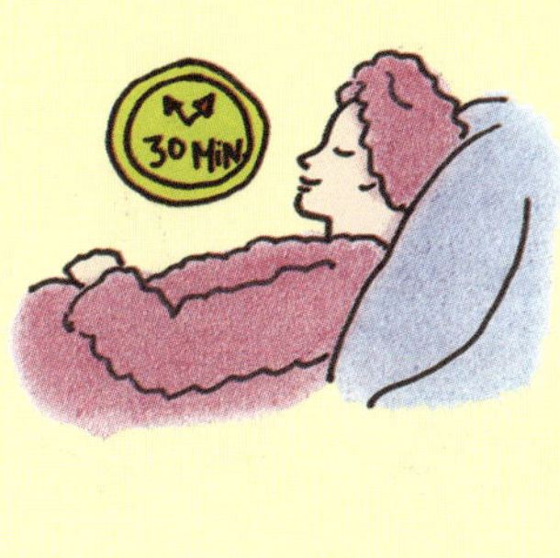

8. Después del baño, que se hará tres veces por semana, no secarse, sino envolverse en un albornoz, enrollarse una toalla en la cabeza y otra en los pies. Descansar media hora en posición horizontal. Terminar con una ducha tibia.

Un remedio para una temporada en la que se necesita una fuerte actividad mental

El hipérico fue utilizado hasta ahora para los desarreglos en la menstruación y otros problemas de la menopausia, los llamados desórdenes climatéricos. El descubrimiento de sus efectos relajantes, tónicos y rejuvenecedores, es muy reciente. Pero en recetas antiguas de nuestras abuelas ya estaba señalado este efecto de recuperación de la juventud y de las ganas de vivir.

Se necesita: hipérico.

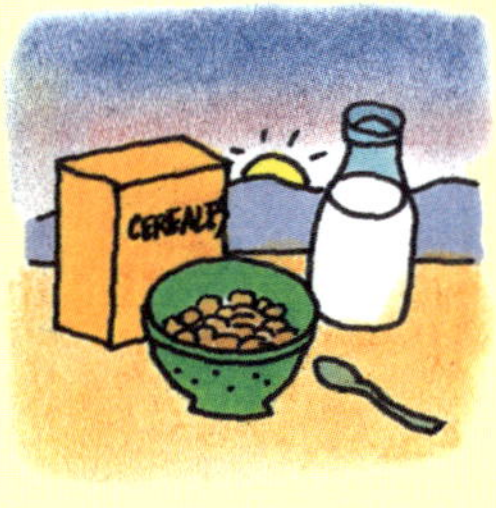

1. Una buena dieta debe acompañar la ingestión de hipérico. Cada comida debe ir acompañada de una ensalada u hortalizas, y el desayuno ha de estar integrado por un buen tazón de leche y cereales integrales.

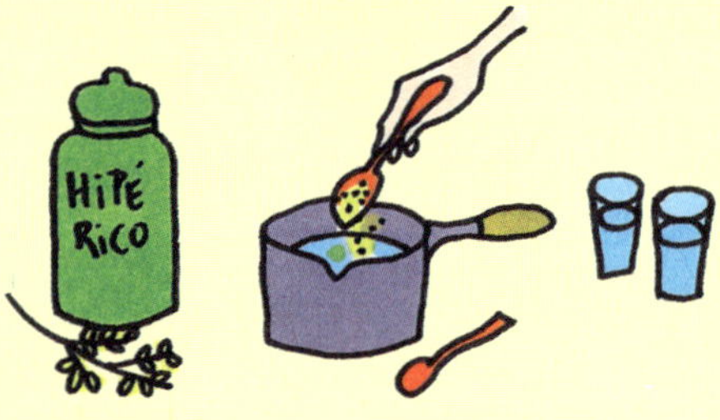

2. La mejor manera de absorber el hipérico es la decocción. Echar dos cucharaditas de hipérico en un recipiente y añadirle dos vasos (medio litro) de agua fría.

3. ***Llevar esta agua hasta el punto de ebullición y sin que llegue a hervir, apagar el fuego y dejar reposar durante cinco minutos con el recipiente tapado.***

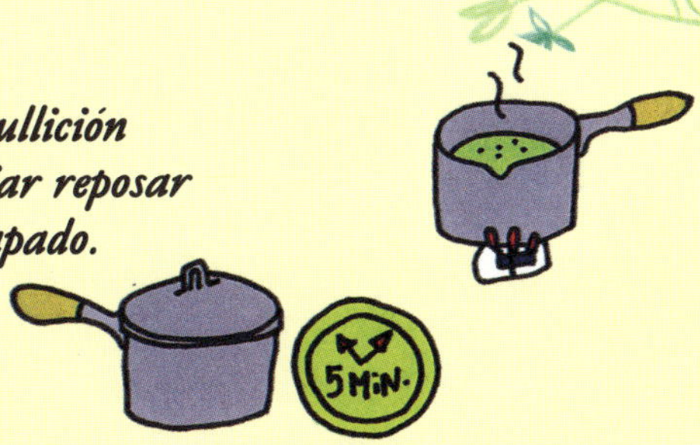

4. ***Dejar reposar al menos un cuarto de hora.***

5. ***Durante este tiempo realizar ejercicios de adiestramiento mental que no tengan nada que ver con el trabajo que ocupa la mente del joven. Se puede realizar también un crucigrama, un juego de letras o jugar a las palabras cruzadas.***

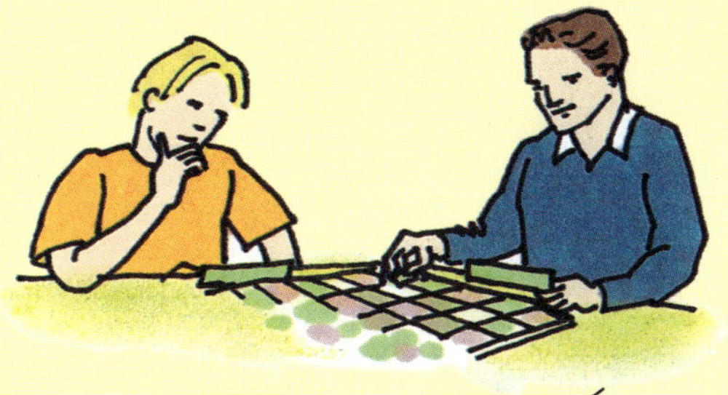

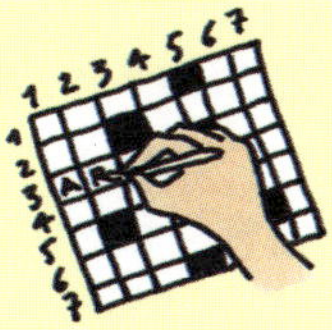

6. ***No ver la televisión, pues es una actividad pasiva sin ningún esfuerzo mental por parte del receptor.***

7. ***Beber a pequeños sorbos la decocción. Beber una taza por la mañana y otra antes de acostarse. El hipérico reduce el estrés y favorece el descanso nocturno.***

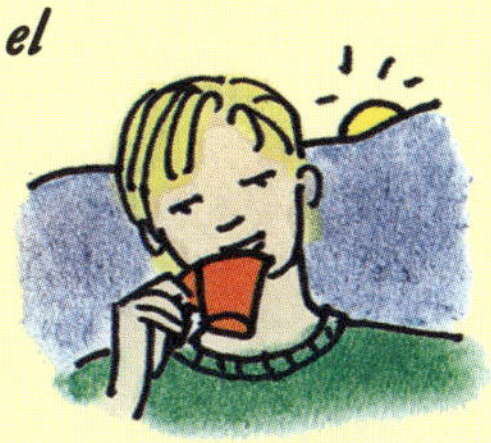

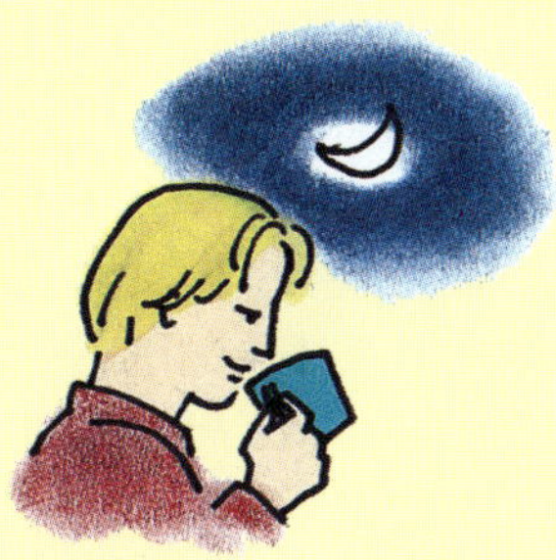

8. ***Puede realizarse una decocción más espesa y más abundante, y guardar para varias ocasiones. Preparar una olla con dos litros de agua fría, añadir ocho cucharadas de hipérico. Llevar hasta el punto de ebullición y dejar un minuto a fuego lento. Dejar reposar un cuarto de hora. Apartar, colar y guardar en dos botellas de un litro. Tomar cada vez media taza, añadiendo el resto con agua bien caliente.***

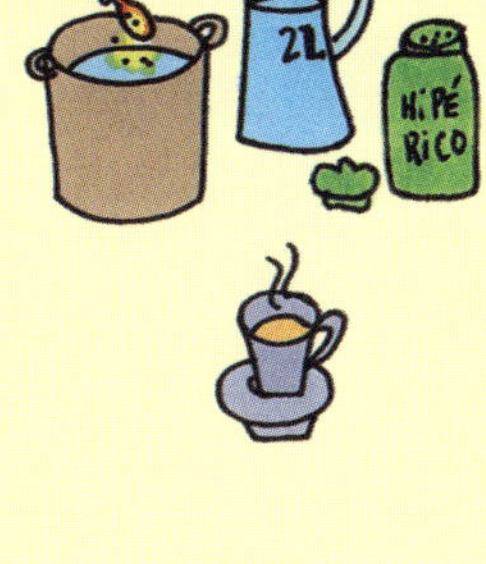

Sumario

Indice